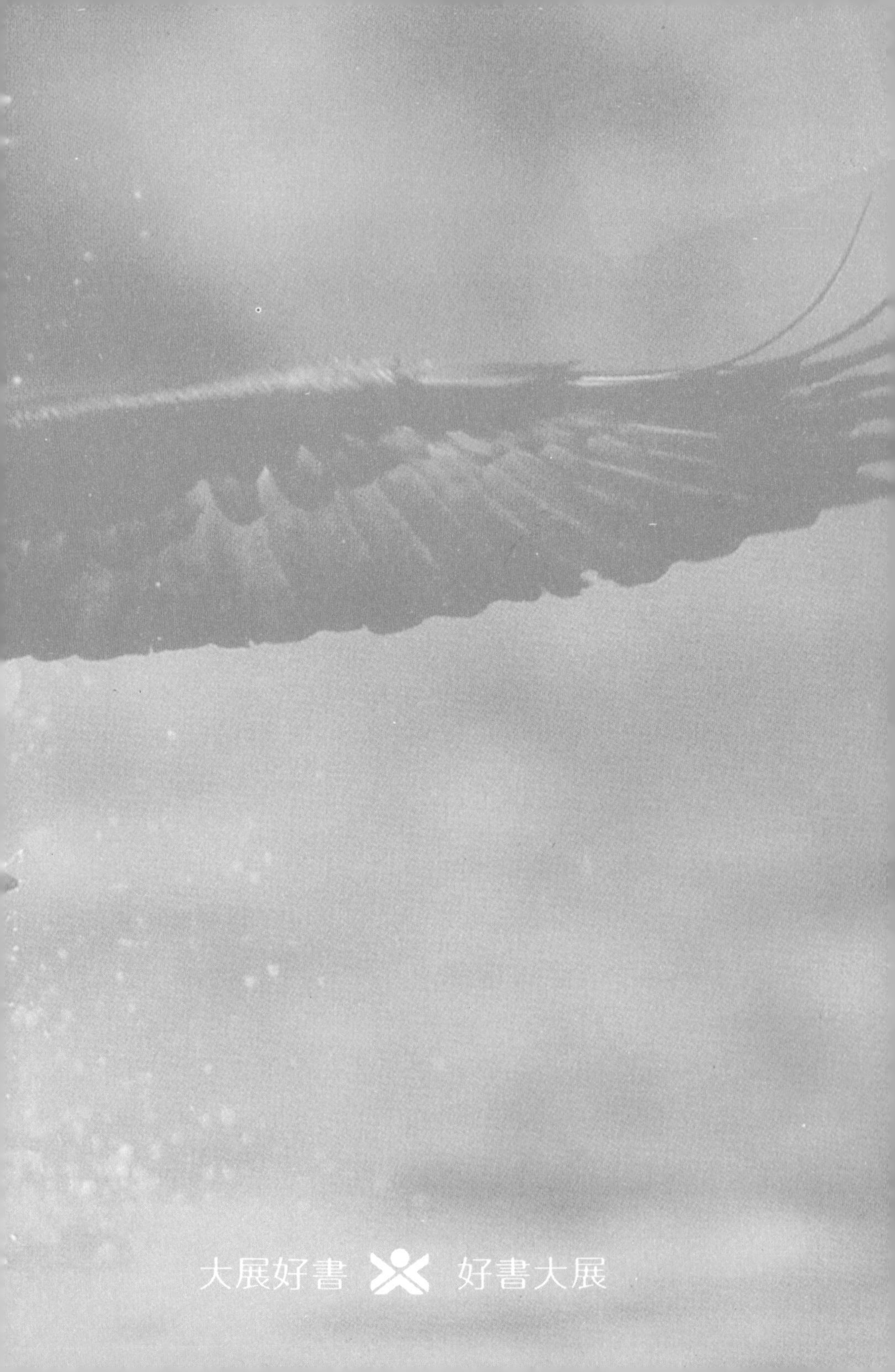
大展好書　好書大展

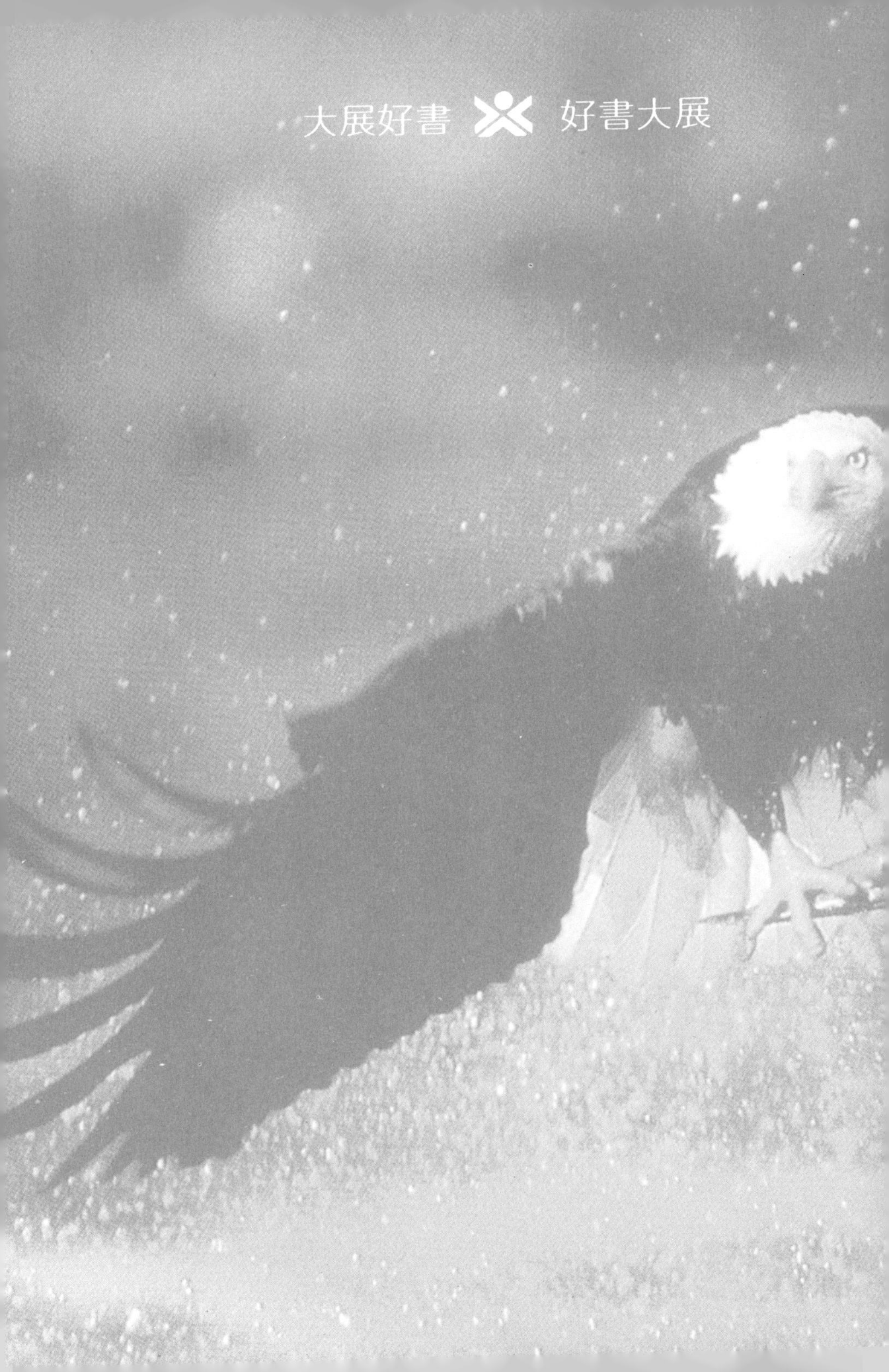
大展好書 好書大展

家庭醫學保健

42

赧於啟齒的男性煩惱

增田豐／著
楊鴻儒／譯

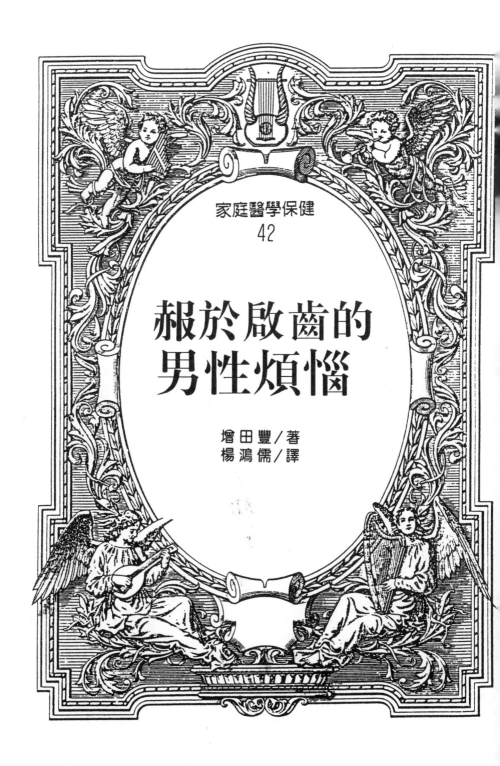

前言

從我開始從事性事諮詢顧問以來，日本人的性問題，令人無可置信的開放。有關性資訊也氾濫起來。可是無論時代如何變化，而男人煩惱的素材仍然源源不絕。反過來說，性問題資訊越增加，男人的煩惱就越加深。

同時來進行諮詢的人，其煩惱目前也有很大的變化。以前是想讓女伴更歡愉，或使自己更強壯為目的來諮詢，包括陰莖大小、包皮、早洩等煩惱來。可是現代的人幾乎對前述問題沒什麼興趣。

來諮詢者，多半只對自己是否異常而擔心，也為這些疾病深深的煩惱著。這些煩惱的增加，和性資訊氾濫可能不無關係。可是雖然資訊多，但對於一個小小的煩惱，能妥切的加以對應者，卻少之又少，這就是我寫本書最大的動機。

增田　豐

目錄

❶ 赧於啟齒——短小、變形之煩惱

赧於啟齒—短小、變形之煩惱 ❶

我覺得我的陰莖非常小，到底幾公分才正常，應如何量？

對男人而言，陰莖的長度，是人人均很介意之事。可能在年輕時都有量過自己陰莖長度的經驗吧!?

如果要正確的測量，必須要懂得要訣，首先在寒冷季節應避免，因爲會比平常萎縮。有尿意時，半充血狀態時亦不可量。同時坐姿亦不正確，必須以站立的姿勢測量。

測量時必須用有刻度的量尺，測量的部分從陰莖的上部開始，同時根部必須正確的壓在恥骨上。因爲將勃起後插入女性陰道到恥骨部分，爲實際之長度。有些人因恥骨突出於根部附近，有些人卻呈現凹陷的狀態，亦即表示恥骨凹陷的人，在實際使用陰莖時，陰莖長度比外表還要長。

至於陰莖的粗細，在陰莖正中央位置周圍測量即是。

我這麼說可能前後有些矛盾，但其實陰莖怎麼量都沒有用。因爲長度和實際使用並無多大關係。結論是，陰莖勃起時七、八公分長，就能充分發揮其機能。

以日本的人情形，女性從陰道口到子宮的深度，平均長度是七、八公分。比這更深的陰道內部，只是粘膜囊袋而已，並無感覺器官。因此爲給予女性歡愉完全沒有關係。

女性的感覺器官，幾乎都集中在陰戶。刺激陰蒂、陰唇部位的是陰莖的根部、恥骨和陰囊。並不是陰莖須進入更深的部分。炫耀自己長度的人，這點是錯覺的。刺激了陰道底之壁，覺得洋洋得意，卻忘了女性的快感部位在陰戶。

陰莖七、八公分已夠長了。其實五、六公分也無所謂，爲了長度而煩惱，實在是庸人自擾浪費時間。

赧於啟齒—短小、變形之煩惱 ❷

可能是短小造成的自卑，很容易緊張，有無變大的方法。

常聽說陰莖短小這句話，可是其實只要不是小到分辨不出男女的程度，都算還好。可是自認爲短小而煩惱者，幾乎百分之百是俗稱之爲『假性短小』的症狀。

假性短小是因爲陰莖本體，陷入身體之中所引起。其原因可大分爲二種。其一是因爲肥胖，陰莖陷入皮下脂肪層之狀態。

另外一種是神經質又容易緊張之體質的人。亦即因爲交感神經過度敏感，而使陰莖強烈萎縮的情形。治療肥胖型之假性短小很簡單，減肥就好。使陰莖陷入的脂肪層變薄，讓陰莖露出來就好。

可是神經過敏型的陰莖，除了勃起之外，陰莖容易萎縮是其特徵。一般不是很寒冷時會萎縮，對於一些緊張也會反應而萎縮，亦即局部性之神經質症。

曾有一句形容詞說，害怕得睪丸都縮起來了。其實睪丸、陰莖會萎縮的情形常常發生。可是這類型的人，對於平常一些小挫折所引起的緊張，也會萎縮起來。尤其面對女性時，稍微緊張就萎縮起來。所以常會被對方嘲笑陰莖短小。有時候只是想到女性就緊張，而陷入假性短小的狀態，其實機能無問題，但是外表看來了無生機。

這種神經過敏症的人，可依靠按摩來減輕症狀，陰莖平時或勃起時，使用不太硬的物品，例如鉛筆、橡皮管等物，從陰莖的根部到龜頭部分，像輕輕敲肩膀之要領按摩。

當然，太用力陰莖會疼痛，但只要給予恰當的按摩，可使神經質的人稍遲鈍一些。也可以控制並不嚴重，但容易緊張的韌帶之功能。不論如何，基本機能並無問題的人，不要過度介意。

赧於啟齒—短小、變形之煩惱❸

我使用M尺寸的保險套，覺得有些鬆弛，性行為中會不會脫落？是不是因短小所造成。

這類的問題，多半都是年輕男性提出的問題。其實也不是很頻繁的使用保險套，也少有機會和他人比較陰莖的大小（以前到澡堂洗澡的人多，最近很少有這種場所），所以會產生不安感。平常自以爲短小的不安感，因使用保險套的鬆弛感成爲導火線，而一下子膨脹了起來。

依據結論而言，其實保險套的鬆弛，完全不需要介意。因爲所謂「M尺寸」的保險套，製作時一般還會有某程度的加大，因此「M尺寸」和合不合身並不能畫上等號。如果以避孕而言，保險套中途脫落就太危險。因此考慮保險套的大小，不會脫落就沒有問題。

保險套的內側，一般除了塗上消毒液之外，還有抹上控制精子作用的藥膏等。同時陰莖勃起所分泌的體液，會因濕潤而造成移動。另外假性包莖、包皮太長等也容易移動，所以反過來說，使用保險套不會移動，才是有問題。累積的經驗越多，就更能了解其狀況。因此，到了某年紀，這種不安感就消失。容易產生不安感，多半是在年輕時代。

假如擔心會移動的話，不妨嘗試S尺寸看看。可能會感到太緊才對。但是有些男性因有裝著感而覺得安心，就能集中精神在性行為上，並且因此而產生自信。這是由於可解除「短小情結」之故。

但是最重要的是，煩惱陰莖大小的問題，一點意義也沒有。別忘記女性並不注重「大小」而是在意「充滿愛情的愛撫」，這是使女性滿足的原則。男性的性感帶都集中在陰莖，所以對陰莖會特別執著，深恐有異常的狀態。但是女性的性感帶分佈在全身，因此希望全身都能得到愛撫。盲信「大小決定勝負」的觀念，而遭遇霉運的男性不絕於後，因此應該早日拋棄這個迷信。

赧於啟齒—短小、變形之煩惱 ❹

我的陰莖勃起時會變弓型是否異常。能否有正常的性行為，心中忐忑不安。

在成長期之前，陰莖還不會勃起之前，完全沒有發覺，及至長大，有一天進行自慰時，才突然發現「咦！我的陰莖怎麼彎得這麼厲害」。

每個人的陰莖彎曲的形態與角度因人而異。可是完全沒有彎曲的人，倒不曾見。相當彎曲的例子很多，可是那些人都非常在意，以爲自己有異常。

會覺得彎曲是異常，是因爲錯覺人體是左右對稱之故。例如臉的右半邊和左半邊，也絕非完美的對稱。一般有微妙的差距才屬正常。

至於爲什麼陰莖是彎曲的呢？因爲陰莖是由三條長形的海綿體所形成。這三條的成長度多半各不相同。由於如此勃起時會向左偏或向右偏，只是如此而已。

雖然少有，但也有人彎曲至九十度。這種情形尿道會像在中途中斷一般，因此必須進行手術矯正。但若非很極端，機能上不會有問題，所以不必過於介意。

多少有彎曲是無可避免的，可是如果陰莖朝左或朝右，有偏向勃起時，當然不介意也沒有什麼關係，但可以依靠穿褲子時，研究將陰莖擺放在適宜的位置來加以矯正。依據我的診斷經驗，穿褲子時右撇子放左邊，左撇子放在右邊，其機率大約八成左右。

因此收放在反方向就好。也許在習慣之前，會有些不自然，但是在國中時期，每天將陰莖放在固定的方向，每一次勃起會使龜頭的包皮的一邊剝開，而造成只會露出一邊的習慣。

因此，國中二、三年級，頻繁勃起的時期，陰莖要左右互換擺放比較好。其實陰莖靠一邊勃起也無任何關係，不加以介意就沒事。

赧於啟齒—短小、變形之煩惱❺

俗語說「大龜頭」，但是我的陰莖先端細又有包皮，有無方法使龜頭變大。

就像許多男性執著陰莖長度一般，對龜頭大小非常介意的人比比皆是。在公廁裡排列小解時，無意中發現隔鄰人的龜頭又黑又亮，覺得很自卑，而把自己的陰莖掩蓋起來，有這種經驗者也不少吧！

由於如此，就會出現能否使龜頭變大的煩惱。其實也不是矯正無方。從十四、十五歲開始，使龜頭露出，然後加以刺激就可以使龜頭變大。

或者依靠自慰中「中斷射精」的方法也有效。所謂勃起，是陰莖充血之狀態。普通緩慢流著的血液，因性中樞之興奮，而使整個陰莖充滿血液。

進行自慰快射精時，爲充血顛峰狀態。陰莖表面已經緊繃著，當然龜頭也是緊繃的狀態。這時候不射精，盡量維持較長時間的充血狀態，龜頭部分由於呈充血狀態，皮膚會被推開，因此每次自慰時如此做，龜頭就會變大。

想要使龜頭迅速呈充血狀態，用手握緊陰莖根部，使血液流不過去至龜頭會痛的程度。反覆操作幾次，充血能力好，龜頭就會膨脹。

即使採取這種方法，但『先端仍細』的人，可以依靠整形手術，可是並不值得推薦。因爲不需要那麼辛苦的使龜頭變大。

女性的性感帶都集中在陰道口，所以假如龜頭小也無所謂。女性的快感並不會變化，所以無需爲此問題，讓陰莖挨一刀。要使女性有快感的方法很多，所以還是在技巧方面，多多下功夫去磨練吧！

赧於啟齒—短小、變形之煩惱❻

我的陰莖呈現粉紅色，看起來軟弱無氣勢，強壯的陰莖必須是黑色嗎？

自古以來，流傳女性對陰莖的憧憬是「一龜頭大、二黑色、三紫色。第一是龜頭大，第二陰莖整個是黑色，第三龜頭是紫色」。

年輕人的陰莖，龜頭小、顏色不黑，龜頭是漂亮的粉紅色。但這些都與機能無關，因此無需沮喪。但是仍有人對於外表看來強壯的陰莖充滿憧憬。因此大部分煩惱都是年輕人。

年輕人其實完全不需要焦急，即使焦急也無用。因為看起來很強壯的陰莖，只能依靠經驗去達成。陰莖顏色變黑，是性經驗豐富，陰莖的黑色素沉澱之因。亦即需要經過一段不短的時間。

同時龜頭變紫色，其秘密和陰莖勃起結構有關。陰莖勃起是血液流入陰莖中的海綿體而使之膨脹起來。可是其膨脹有二種類。其一是動脈性膨脹，國中、高中的年輕人們，從動脈流入的血液多。年輕人的龜頭是粉紅色，是由於從動脈流入鮮血，顏色呈現表面之因。

可是動脈性的勃起，到了成年期就逐漸變少。年歲增長變成淤血性勃起。流入陰莖的血液不會外流，而留在海綿體內部，成爲淤血狀態。

由於如此，龜頭部分會呈膨脹，變大又淤血的狀態，所以從龜頭表皮顯露出之顏色是黑色，看起來像紫色一般。

亦即，如果沒有累積更多的性經驗，即使年紀增長，也不會呈黑紫色狀態，著急也無濟於事。

反之，粉紅色龜頭是年輕人才能擁有的特色，找有經驗、年長的女性多關愛你就好了。因爲粉紅色龜頭看起來有純潔感，因此也有其存在價值。

赧於啟齒——短小、變形之煩惱 ❼

和上司一起洗澡，我的陰莖顯得軟弱，覺得很害羞。想使陰莖強壯，依靠平常的訓練可以達成目的嗎？

這是性開放的時代，年輕人能毫不忌諱的享受性行爲。因此社會上一般人，均認爲年輕人的性能力應大幅提高。

可是事實上並非如此，我每天接受很多性問題諮詢，在診察中感觸良多。我發現現在的年輕人，性能力有普遍降低的傾向。雖然現在的營養狀態比以前好，體格也比以前壯碩。可是營養多並不能使陰莖成長。其粗細、長度、持續力，或龜頭大小等，也還是以前的人比較優秀。其中現代年輕人的心因性陽痿，以前的人幾乎沒有這種症狀。

這和現代社會是壓力社會有關連，現代的人從讀小學開始就必須上補習班，並無自由奔放遊樂玩耍的時期。國中、高中又爲聯考刺骨讀書，被迫進入一流大學，一流企業之道路。假如通過考試，就職於一流企業，還會有競爭性之存在。可以說從小到大，壓力是從不間斷。

促進陰莖成長，分泌賀爾蒙的指令，是由腦下垂體系統所支配。但腦下垂體系統本來是屬於動物性的。而在盡情活動身體，自由奔放玩樂，才會活潑化、才會成長。這麼重要的時期，精神被強迫陷入緊張的狀態。活動受到抑制，性的成長也會受到阻礙。

長大成人之後，還是在壓力社會裡生活，因此陰莖好像一直受到虐待一般，沒有時間去鍛鍊。由於如此，在這種社會背景之下，想擁有強壯的陰莖，必須向壓力挑戰。

不管如何，大大小小不介意，也勿積存壓力。卡拉OK也好、泡溫泉也好，盡情將壓力發散出來。滑雪、打網球、慢跑等，多運動身體，使身體活性化起來。這與普通的健康法並無二致。但是過著開朗健康的生活，才是強化陰莖最有效的方法。

赧於啟齒－短小、變形之煩惱 ❽

我屬於短小型，如果依靠「睪冷法」每日鍛鍊會變大，變強壯嗎？

自古以來，一提到鍛鍊陰莖和「睪冷法」這句話，彷彿是焦孟不離般的不可分離，因此，即使不了解其內容，但也都知道這名詞。

方法很簡單，沐浴時，待身體溫和之後，使用冷水冷卻陰莖和睪丸即可。沐浴時，充分得到溫暖，漸漸鬆弛下來的陰莖，突然加以冷卻使其收縮。接著再用溫水使陰莖鬆弛，如此反覆交替鬆弛，收縮的動作。

陰莖好比調整睪丸溫度的散熱器一般，使睪丸的機能才能發揮最大的功能，盡情收縮或伸展。可是年紀越大，陰囊的收縮弛緩不能好好控制，機能也會降低。君不見澡堂看到的老人，其陰莖都是呈鬆弛垂下的狀態。

這時支配精子製造能力的賀爾蒙分泌，與睪丸的機能，也隨著降低。睪冷法就是給予一直鬆弛下來的陰囊刺激，期能恢復收縮弛緩能力，並且使睪丸活性化的方法。

因此這種方法，對於陰囊活動力尚佳的年輕人是無意義的。有時候還引起反效果。亦即年輕人會引起假性短小程度的收縮，因爲收縮能力很活潑，也有年輕人在射精後，過度收縮而陷入體內。

所以這些人在澆上冷水後會更收縮，而造成收縮的習慣，自以爲短小的年輕人，想依靠『睪冷法』來鍛鍊是錯誤的。睪冷法只適用於中老年使用的方法。

但是，年輕人若有內臟下垂，或低血壓的傾向，精力不足容易疲勞，多半陰莖會呈弛緩狀態。

這些人若能使用睪冷法，不僅能使性機能提高，也能使內臟機能受到好的刺激而充滿活力。方法很簡單，需要者不妨嘗試看看。

赧於啟齒—短小、變形之煩惱 ⑨

我經常在棉被裡進行自慰，所以勃起時，陰莖有朝下方的傾向。我已有十年的自慰經驗，現在治療來得及嗎？

因陰莖形態異常，或勃起形態異常而煩惱者，大部分都以爲是自慰方式有問題。這可能是除了自慰之外，找不出其他原因之故吧！但其實不是自慰方法的任何一種理由，而引起陰莖勃起形態產生轉變。

有人說，將手指張開，拇指的角度爲十歲勃起的角度，食指爲二十歲勃起的角度，以此類推，但這只不過是大略的基準。陰莖的形態因人而異，勃起的角度每個人也不同。

即使血氣方剛的十九歲，沒有怒髮衝冠般的向上勃起，也不屬異常。其中能硬化最重要。現代的年輕人，一般都很早熟，所以到了十六、七歲身高就停止成長了。性能力的發育也停頓了下來。自此以後就會慢慢衰退下去。由於如此，沒有強烈的勃起到會陷入腹部的程度也無所謂，並不是嚴重的問題。

一般而言，自慰的方法分為，用手握住陰莖加以刺激的「摩擦型」和壓在棉被裡進行的「壓迫型」兩種。這兩種同屬自慰方法，並沒有什麼差別，自己用自己的方法就好。

這兩種自慰方法各有利弊，摩擦型是依靠男性自我的意識，用自己的手積極的使陰莖硬化。可是壓迫型比較不積極，是屬於女性化的方法。但是因為不需強烈的刺激陰莖，所以不用擔心罹患冷感症。

同時，男性遲早會停止自慰，而以女性為性對象。但女性陰道的刺激並不強烈，如果不用自己的手強力握住就不會達到射精的話，那麼可能在陰道就無法得到滿足和高潮。

以此角度來看，壓迫型的人多以幻想為主，物理的刺激為副。所以將來依靠女性陰道粘膜刺激，即能充分得到高潮。可是陰莖太習慣女性化之自慰方式者，恐怕會引起無法插入的困擾，所以這種方法可謂優劣參半。因此偶爾換換不同的形態，品嘗一下不同的快感，由於能有各種形態的刺激，對於以後長時期的性生活有幫助。

報於啟齒—短小、變形之煩惱 ⑩

我很年輕，可是勃起時和老人一般，不能往上翹而往下垂，這種情形是否異常？

和前項所介紹一般，將各年代勃起角度量法之迷信，信以爲眞的人相當多，將手臂水平舉起，張開手指頭，拇指角度看成十歲、食指角度看成二十歲、中指代表三十歲、無名指四十歲、小指五十歲等爲陰莖勃起角度之基準。

如果十幾歲的人，具有三十歲程度的角度，而二十歲有四十歲勃起的角度，就認爲自己可能異常而產生不安，確實令人可以了解。但是以手指角度，量勃起角度只是迷信而已。加上勃起角度因人而異，並不單純解釋勃起力越強就越好。

爲何陰莖勃起會向上翹，這是由韌帶收縮，將陰莖拉到上方之故。因爲命令韌帶收縮的部位爲交感神經作用。因此交感神經越敏感，陰莖越會往上翹。

但是交感神經同時也支配射精作用。亦即易勃起也容易射精。只要摩擦幾次就馬上射精，無法帶給女性性之滿足。交感神經過於敏感的人容易勃起，一勃起就往上翹，乍看之下彷彿充滿活力。但是有容易射精的缺點，射精完陰莖馬上就痿軟。

以此相反，雖然年輕但勃起力弱，勃起時不太會翹高，這種狀態表示交感神經不是那麼緊張，所以不會很快射精，意味著是有持續力的人。

一般的中年人，雖然陰莖勃起力較弱，但是持續力方面卻比年輕人持久。所以中年男性能充分和年輕人對抗。實際上，性行為時，和勃起角度的問題並無什麼關係。

勃起力不是很強的年輕人，或勃起力已衰退的中年人，可以依靠智慧與技術使女性得到滿足。

因此，可以斷言說，生理性的能力，不是陰莖能力所決定。勃起時翹不高的問題無須煩惱。應了解即使勃起力不強，也可以用持續力來代替。

赧於啟齒—短小、變形之煩惱⑪

我的陰莖普通大小，但是太軟不堅硬，是否無法讓女性滿足。

這個社會存在著錯誤的陰莖信仰。以爲優異的陰莖，是又粗又長又硬又高高勃起，幾乎男女都有此信仰傾向。尤其硬度方面，日本有其自以爲是的迷信。認爲日本男性之陽具比其他人種都來得堅硬。

我認爲這種迷信，是一種自卑感所引起的想法。因爲和西方人的陰莖長度比較略顯劣勢，這是想在硬度方面彌補心裡的弱點，所造成的迷信。可是無論如何。陰莖的柔軟或堅硬，與男性機能之優劣完全沒有關係。除了因過於柔軟插入不便之外，普通狀態插入應無問題。

其實觸摸勃起的陰莖，感到柔軟或堅硬的差距，是受陰莖海綿體皮下脂肪的影響。如果這部分厚，觸摸時就覺得柔軟，如果薄觸摸感覺就比較硬，同時血管也露出表面，只是如此而已。

如果陰莖的硬柔，對於勃起力有影響的話，可能會覺得越硬越好。但是這兩者並無關係。並不是陰莖硬勃起角度就越上升。如前述，勃起角度是陰莖根部韌帶強度的關係，並非角度越高就越好，所以這是無關緊要的問題。

但另一方面，以女性的場合而言，覺得陰莖硬柔度有關係，只是個人的嗜好罷了。如果執著於陰莖信仰的女性，會以爲陰莖翹得越高越好、血管浮出、越硬越好的想法，但這只是重視視覺效果而已。

以女性而言，插入後的感覺因人而異。有些女性認爲堅硬的陰莖插入比較有快感。但也有女性則喜歡陰莖完全壁貼在陰道之程度，認爲柔軟的陰莖比較有快感。像這般，各種女性有各種不同的喜好。

但無論如何，陰莖的硬柔與男性機能完全無關，所以不必過於介意。女性對心儀的男性，什麼樣的陰莖她都喜歡。

赧於啟齒—短小、變形之煩惱⑫

我的陰毛長，長到陰莖一半左右。因此和妻交合中，妻因摩擦疼痛而不能順利進行，我為連續被拒而煩惱。

女性的陰道口和陰道壁的粘膜非常細嫩，所以隨著陰莖的抽送，陰毛也會侵入，因此陰道怎麼受得了這種傷害。所謂摩擦疼痛，就是陰毛傷害。當然在疼痛中就無法順利的進行性行爲。

這是男性必須要自己處理的問題。不僅在陰莖長根部長毛，陰毛還長到陰莖前端的，多半包皮較長、包莖的人比較多。如果是包莖長毛所造成，必須先治療包莖，使其長毛的部分降低到根部。那麼問題即可解決。如果還不行，可依據電氣脫毛法去除陰毛。所以先治療包莖，再做脫毛處理。

如果問題不是那麼嚴重，有一個簡單的方法可以解決。那就是將保險套的前端剪掉，再套入陰莖來進行。問題就可解決，這種方法亦可促進懷孕。

另外可大幅減輕陰毛摩擦的方法，就是依靠口交使其濕潤後再插入，或者可使用藥膏潤滑劑，至少可避免摩擦所引起的疼痛。

其中有人因太急躁，而將陰毛剃掉。可是這反而會造成嚴重的傷害。由於粗毛只稍微露出頭出來，剃掉的部分成爲銳角，而使女性更加疼痛。

插入時不要到達長陰毛的部分就好，但這種方式男性會感到不滿足，如果在沒有使用保險套之下，根部沒有完全插入就無法滿足的話，就應該研究插入時身體的活動方式。

一般男性都以爲，要使女性得到滿足，一定要有抽送運動。其實要使女性滿足，並不是只有這種方法而已。在不做抽送運動之下，使陰莖的根部能密接女性的陰部，不做上下而只做前後的摩擦運動，這樣女性也可以得到快感。到達某種程度之高潮時，再做最後的抽送運動，就不會因陰毛摩擦而受傷。

赧於啟齒—短小、變形之煩惱 ⓭

我的睪丸左側比右側下垂，在洗澡時會看到裡面如蚯蚓爬行般的藍黑色帶，請問是否異常。

不是異常。可以說非常正常的形態。睪丸很少有人左右保持相同的高度。普通一方都比較下垂。以統計數字來說，則左側下垂比較多。但並沒有規定那一邊下垂才正常。同時和左撇手、左撇腳也無關連，這完全是因睪丸的血管構造所造成。血液從睪丸回到心臟的血管（靜脈），合流於大靜脈的部位。右邊睪丸的血管，以斜方向合流，使血液順暢流通。但不知何故，左邊睪丸的血管以直角的方式流入，所以流得較不順暢。所以左邊睪丸有淤血的傾向，因此變大、下垂，這才是正常的形態。

低血壓、胃下垂、內臟下垂的人，或者神經質的人，這種傾向較強。這可以說靜脈合流的部位，比普通負荷的壓力更強的原因，並不是病態。如果覺得睪丸有重量感，並且很介意的話，建議你躺一下就好。因爲睪丸的血液就會回到大靜脈。

「像蚯蚓爬行的藍黑帶」就是那條靜脈。平常陰囊收縮時並不會發現，但是洗澡時，因囊皮伸展變薄，裡面的血管就看得清楚了。這種情形多半是年輕的男性。他們會以爲是異常而吃驚。幼小時可能不會細心觀察，陰囊中所裝之物，恐怕連自己都不知那麼複雜。

另外有一種情形，年輕人也大都感覺不安。那就是陰囊裡面產生疙瘩狀，所以來診所要求診療。其實也診察不出什麼異常。我問「疙瘩在哪裡？」他們回答說在陰毛的根部。的確，在陰毛的根部有突起的顆粒，陰囊的皮膚和頭皮的皮膚不同，只是薄薄的一片而已。所以毛根不能深入進去，橫側狀的呈現在皮的表面。看起來很像「疙瘩」。有時候會產生青春痘一般的脂肪粒。但多半不礙事，不需擔心，是一種正常的狀態。

赧於啟齒—短小、變形之煩惱 ⓮

我從小就只有一個睪丸而已，結婚後能生育嗎？

天生只有一個睪丸的情形稱為「睪丸未降」。而另一個睪丸停留在體內的例子很多。以男性來說，在母胎內成形後，馬上就會製造出睪丸。可是當時的睪丸不是在陰囊內，而是在腹部（女嬰則形成卵巢和子宮的部位）製造完成後，睪丸會通過鼠蹊管下降至陰囊裡面。可是由於某些原因，睪丸會卡住沒有下降至陰囊裡面，而停留在腹部，這種現象稱為「睪丸未降」。

未降下停留在腹部的睪丸，不能發揮正常的機能。陰囊的形態是懸吊著，表面上有很多皺紋，是因為睪丸在內部需要冷卻之故。但是留在體內的睪丸，沒有辦法冷卻，因此產生的精子會死掉，無法發揮睪丸的機能。

如果一直維持這種狀態，有可能癌化引起惡性疾病。因此，如果發現這種狀況，最好以手術取出比較理想。

這類型的男性是否無法讓女性受孕，其實也未必然。因爲人體是很奧妙的，雖然只剩下一個睪丸，卻能發揮兩個睪丸的功能。睪丸和腦下垂體（掌管賀爾蒙之腦）有很密切的關係。如果只有一個睪丸，會產生代償性肥大現象，使剩餘的那個睪丸成長更大，並強化其功能。所以，即使只有一個睪丸，所製造出的精子數量不變，所以這點不用擔心。

認爲只有一個睪丸不好看的人，可以裝矽膠丸代替。可是我認爲那是不必要的。只要發育大又活潑，一個睪丸可以發揮正常作用的話，不要去介意好不好看，而將一個睪丸好好保護最要緊。

女性不會因不好看而討厭男性。只要性生活能夠滿足，和幾個睪丸並無關係。如果爲了這麼小的問題產生自卑感，就無法眞正享受魚水之歡。所以爲外表上的問題而煩惱者，實在是庸人自擾。

赧於啟齒—短小、變形之煩惱 ⑮

同學常常取笑我和馬一樣不能使用，的確，勃起後保險套套不進去，為此深感煩惱。

人在成長過程中，任何事都可能是自卑感之肇因。腿短了一點，鼻子塌了一點也會讓人煩惱不已。不僅如此，連長大後會自傲的事，在發育時期也會成爲煩惱的原因。有些女孩子因胸部過於豐滿而產生自卑。胸部平坦的女性聽到這句話，會覺得這樣的煩惱太過分了，令人生氣。可是對其本人來說，眞的是很嚴重的煩惱。

一般而言，男人很羡慕陰莖大的人。可是有些人卻因此而自卑，實在有趣。有人炫耀勃起時，保險套套不住，可是有人卻爲自己那麼大的陰莖而煩惱，所以可謂人生福禍難定啊！

可是不管陰莖多麼大，也絕不可能發生不能使用的問題。這點的確不用擔心。依據我診察的例子中，有一位陰莖最大的患者，長度約二十三公分，周長也有十八～二十公分。因過於巨大，爲了要結婚而來接受診療。這個案例的陰莖的確過大，好比拉長的香菸罐頭。可是最後也順利結婚，太太也生產了。不過聽說第一次行房，耗費了好幾個星期的功夫。

由於女性的陰道有伸縮性，所以像這麼大的陰莖也沒有發生障礙。但是要注意的是，絕對不能衝動插入，因爲太牽強，會傷害女性重要的部位。並且也不能讓女性得到快感。

首先要溫柔仔細的使女性濕潤，剛開始只能以插入先端爲目標，接著每天多進入一公分。像這樣，有耐心的慢慢進行才可以。其實陰道在生產時，嬰兒頭部都能通過，因此無論陰莖多麼大也能收納進去才是。

聽說保險套套不進去，連特大號都不行。這時應研究裝著的方法。待勃起時再裝著就難了。但稍硬時套進去應無問題。不管多麼巨大的陰莖，只要好好下工夫就能解決。對生活並不會產生阻礙，應好好處之，切勿介意。

赧於啓齒的男人煩惱
幾公分以下男人會煩惱

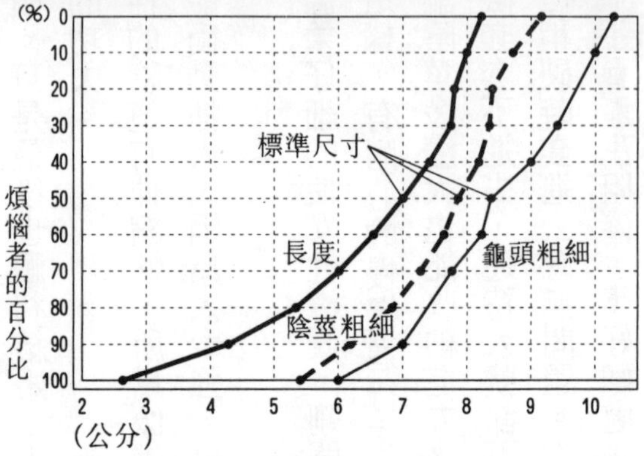

●平均長度3公分，粗細6公分以下的人，全部的人都有煩惱。
●一般長度8～9公分，粗細9～10公分的人，很滿意，没有煩惱。
●平常長度7公分左右，粗細8公分左右，因稍微短小一點，煩惱人數增加，大約50％的男性感到煩惱。

〈日本男性之尺寸〉

長度		**陰莖的粗細**		**龜頭的粗細**	
5公分以下	7.5％	5公分以下	0.2％	5公分以下	0.1％
5～7公分	13.0	5～6公分	1.8	5～6公分	0.3
7～8公分	70.0	6～7公分	1.8	6～7公分	0.8
8～9公分	9.0	7～8公分	43.0	7～8公分	12.0
9公分以上	0.5	8～9公分	40.0	8～9公分	44.0
		9～10公分	3.5	9～10公分	39.0
		10公分以上	0.5	10～11公分	3.4
				11公分以上	0.3

這是平時仰卧時所測定的尺寸

❷ 赧於啟齒—遲洩、早洩之煩惱

赧於啟齒——遲洩、早洩之煩惱❶

自慰能夠得到滿足，但和女性做愛時，因為進入女體馬上就射精，使女性不能滿足，所以覺得做愛很痛苦。

最近可能色情錄影帶普及之故，自慰者有增加的傾向。其實自慰本身並不會引起任何問題。可是愛好自慰的人，想和女性做愛時，卻很難順利達成。無法讓女性得到滿足。爲此煩惱而來諮詢者越來越多。

會讓女性不悅的最大理由是，男性一插入女體就馬上射精，這就是愛好自慰者之典型模式。亦即，因習慣自慰，在不知不覺中，這種單管道的性行爲所造成。

自慰，只是追求自我滿足而已。所以在自己認爲適當的時間，一口氣發洩出來就好。於是一直摩擦後馬上射精。如果習慣這樣的行動，在正式的性行爲時，不管女性的狀態，多半自己一人隨意射精。因此多半以「早洩」之形態結束性行爲。由於如此，會引起女性之不悅。但是像這類愛好自慰的男性，亦或因其他原因有早洩傾向的人，當然會有延遲射精的方法，並且可以使女性提高滿足感。

自慰時不要一口氣射精，在達到射精前要忍耐，可成爲很好的訓練方法。亦即快射精之前，馬上中斷自慰。看看電視等，隔一段時間再進行自慰。以這樣的自慰方式訓練，自然能控制射精的時間。

也就是說，射精的時間，是超越某種程度之後，就不可能控制了。但有其刺激之界限效用點存在。因此讓陰莖習慣如果沒有持續刺激就不會射精，這是比較容易控制射精的方法。

了解這個要領後，對於進行性行爲有很大的幫助。例如快要射精時，停止抽送運動，不要超越界限點就好。可是若停止抽送運動，怕女性情緒會開始冷卻。這時用舌頭或手持續愛撫動作就好。這種技巧能否應用自如，關鍵在於自己的身體能否掌握射精界限點。

赧於啟齒—遲洩、早洩之煩惱 ❷

我的性經驗不少，可是多半在插入之前就萎軟下去。為防範此毛病，在性行為之前先做自慰，但似無奏效，請你幫助我。

這種情形，顯然是「心因性」之早洩，所以在性行爲之前，可以抽香菸等使自己冷靜。

可是咖啡等有興奮作用的飲料，可能會有反效果。並且事前之排尿也很重要。

想要治療好這種狀態，有好幾種方法可供嘗試。首先像日本人較多的包莖情形，即使讓龜頭露出的人，會因某些動機下又包了起來。在人多前，用手放入褲袋企圖褪開也不行。因此可以到廁所去，讓龜頭露出接受刺激。有時睡覺時也會包住。這時可用膠帶把包皮褪開貼住，使龜頭露出也是有效果。就寢時讓龜頭接受刺激，會因習慣適度的刺激，在往後進行性行爲時，不會「搶灘登陸」。

如果想要更強烈的鍛鍊龜頭，可進行冷溫水交替浴的方法。這種方法是自古以來東方所傳襲下來的方法。首先準備有冰塊的冷水，和稍熱的溫水在臉盆，然後刺激陰莖使其勃起。勃起後，握住陰莖根部使之淤血，盡量讓陰莖膨脹起來。

然後將膨脹的陰莖泡在冰水中，使其急速冷卻。大約一分鐘後，龜頭變成紫色時就拿出。將冷卻的陰莖輕輕的按摩，約一分鐘後，接著連睪丸一起泡入溫水中，在溫水中按摩一分鐘，充分溫熱後，又泡入冰水裡。像這樣，冷、溫、冷、溫反覆三次。偶爾嘗試這種訓練，習慣於刺激，就不會那麼容易射精了。但若只是訓練二、三天是很難奏效的。

或者要研究自慰的方法。如果不是像「搶灘登陸」那麼嚴重，但是摩擦二、三次就射精的人，可能是因為還不熟悉女性陰道的觸感。所以到藥房買所謂的愛情藥膏，塗抹在手上當潤滑劑刺激龜頭。因為接近女性陰道濕潤的觸感，因此插入後，不會因不同的刺激而馬上發洩出來。

赧於啟齒——遲洩、早洩之煩惱 ❸

自慰時，摩擦二、三次就射精。在不知不覺中持續著。可否教導持久之方。

年輕人自慰，是將體內積存的精液發洩出來爲目的。摩擦二次和摩擦十次，只要達到目的，次數並不是問題。

可是如果考慮將來的結婚生活，就應該趁早治療好早洩的習慣。如果太早結束性行爲，使女性尚未迎接高潮就冷卻下來，當然無法讓女性得到滿足。

有些人對刺激太敏感，本質上會早洩的很多。但透過自慰進行訓練，可以使射精遲緩下來。

請各位回憶射精瞬間，那時候頭腦裡只想舒暢的射精就好。手的動作會達到高潮，腹部增加力量，然後以深深吸氣之姿暫時停止呼吸。在這種狀況下，任何人都無法控制射精。

但請再回憶高潮前一步的狀態。快感慢慢的以陰莖爲中心集中起來。不久之後，頭腦一直只朝射精方向追求，下腹部會增加力量，亦即，射精感呈斜坡角度上升的狀態。

在迎接這種狀態時，爲了使刺激停頓一段時間，打開嘴巴「哈！」一聲吐氣出來。腹部增加的壓力會越來越減少上升狀態。射精感會慢慢淡化下去。這種狀態反覆幾次看看，不僅可鍛鍊射精機能，也能培養自己控制射精時間的力量。

這種方法實際應用與女性性交時，如果覺得忍不住快射精時，下腹部力量要鬆弛，頭腦原想朝射精方向追求時，趕緊改變不同的方向，只要採用這種方法，射精感就會遠離。

同時，自慰時使用仰躺的姿勢進行。如果以腹部俯臥之姿，或側臥進行，下腹部會增加力量，很快就會射精。仰躺的方式不會增加力量，比較容易控制。

不管如何，只要有一次經驗到自己能控制陰莖，就能增加自己相當的自信。

赧於啟齒—遲洩、早洩之煩惱❹

只要想到色情場面，即使沒有勃起，內褲也常常會潮濕。是不是早洩呢？又因怕別人聞到異味而深感不安。

女性有性興奮時會有「濕潤（巴多林氏腺液）之體液分泌出來」這是年輕女性皆知之事。但是男性也會有潮濕，卻是很多男性都不知情的事。因爲大部分的人，都錯覺這現象爲早洩。其實這是俗稱「滑精」之分泌液。正確的名稱爲「卡巴氏腺液」。有時前列腺稍稍被刺激就會分泌出來，其分泌量因人而異。也有受到年齡或身體狀況的影響，數量不能一概而論。

可是這種液體有很重要的用途。完全不分泌也不行。分泌多也不是異常，因此不用擔心。同時滑精之精液，其顏色、氣味也不像精液那麼濃厚，也不會弄髒內褲。因此如果有滑精現象者，其實不須太過介意。

腦部受到一些情況的刺激，無意識中生殖器神經就會作用，從尿道的卡巴氏腺，分泌出卡巴氏線液出來。從尿道口流出之結構，是自然的生理現象。

有時陰莖會勃起，可是有否勃起並不太有關係。可看成悲傷時就會流眼淚一般。所以無勃起也流出的問題，不用擔心是否異常。

這種液體本來的目的，是要使精液從尿道通過時，增加潤滑作用，以及使尿道內成爲鹼性，這是爲盡保護怕酸性的精子之責。但如果尿道分泌少時，只要尿道內部保持濕潤，其功能並沒有問題。

最近的年輕人，都擔心自己是否有體臭的現象，其實卡巴氏腺液與精液不同，幾乎無味。所以完全不用擔心被他人發現。

分泌量多的人，內褲會有不舒服之感，但也不是異常，所以請安心。如果有不安感的人，千萬不可自己耿耿於懷，應和專家詳細洽談。

赧於啟齒—遲洩、早洩之煩惱 ❺

我勃起並無問題，但是多次抽送運動也不會射精，使女方疼痛不堪而屢遭拒絕。

當然早洩是令人困擾的問題，但是更難處理的是，不管如何做抽送運動，就是無法射精的遲洩症狀。在以往一提到遲洩，只是老年人的問題而已。

這可以說是對性刺激遲鈍化的原因。但是最近因遲洩而煩惱的年輕人，卻有激增的傾向。我的診所裡也有年輕人來諮詢。早洩讓女人不愉快，遲洩亦同。乍看之下，彷彿很有體力般，能持續不斷的進行抽送運動，期能給予女性更多的快感。但是女性沒有快感就不會濕潤，在無濕潤之下，一直被壓住做抽送運動，只會感到疼痛而掃興，所以會要求停止性行為。其實一切事情都要適可而止，切勿過分。而且終究男性仍無法射精，當然其自尊心會受損，精神滿足度也會降低。

遲洩最大的原因是冷感症所造成。由於習慣於性刺激而陷入這種狀態。本來性方面的刺激，一切均由腦部主控，然後再命令陰莖行動。所以支配性刺激的腦遲鈍化，就會陷入冷感症。

亦即意味著別過度刺激腦部就好，有幾種方法可以解決。年輕人遲洩的原因，多半是一面看錄影帶刺激性的影像，對陰莖過度強烈刺激所造成。也就是無法培養豐富的想像力，以及陰莖若無得到強烈的刺激，就無法滿足爲其主要原因。

另外可採用物理性治療法，使器官與腦部得到聯繫。例如對龜頭之直接刺激要停下來。或在排尿前進行性行爲內部由前列腺刺激。或請女性壓迫會陰部或刺激乳頭。有遲洩的中年人，必須讓頭腦積極回憶性交的場面。一天五十次或一百次，握著陰莖的根部轉動陰莖。

由於如此，會使龜頭部分的血液暢通，慢慢恢復年輕時「陰莖的感覺」。就是給予陰莖物理性的刺激，活性大腦的性中樞，再回饋於陰莖的方法。

龜頭的感覺恢復年輕，欣賞女性的感覺也恢復年輕，就會像年輕時期一般，對於性的刺激，能夠敏感的接受，如此一來遲洩的問題就迎刃而解了。

赧於啓齒的男人煩惱

男性花費幾分鐘才射精

性交時射精的時間（單身的男性）

射精的時間＼性行爲之經驗次數	初體驗	1～2次	3～6次	10次以上
1分以内	48.0%	72%	20%	8%
1～2分	30.0%			
3～6分	16.0%	21%	53%	46%
7～10分	4.0%			
10分以上	2.0%	7%	27%	36%

性交時射精的時間（結婚一年以上的男性）

1分以内	1.0%
1～2分	15.0%
2～3分	14.0%
3～6分	15.0%
6～7分	41.0%
7～10分	10.0%
10分以上	4.0%

❸ 赧於啟齒—陽痿的煩惱

赧於啟齒—陽痿的煩惱 ❶

最近偶爾會勃起，但不會硬到能插入的程度，對於妻子的需求，我該如何對應？

男性不能勃起的原因有數種。有時稍微有壓力就不會勃起，這即表示男性對性神經相當敏感。

這種心因性的陽痿，和男人爲了要維持男人威嚴，必須雄壯勃起才行之自以爲是的想法有相當的關係。以爲不勃起會被女性看輕、會傷害男人面子等，都是男人執著心在作祟。首先對性行爲並不厭棄，同時陰莖能力也沒有減退，可是由於精神上排斥性交，結果性慾就越冷淡。由於冷淡爲因而越怕性行爲。因而眞正變成不能勃起的狀態，從此陷入惡循環之中。

一開始要改變這種心態。雖然已派不上用場（不會勃起），但因不是外傷或疾病所引起，所以至少還會硬起來。雖然沒有充分勃起，但只要有勃起程度就夠了，意味著這種程度已有插入的可能。

要將柔軟的陰莖插入陰道，男性採對向坐姿最適合。將膝蓋豎起、仰臥著的女性之大腿分開，男性在女性豎起的膝蓋下，採取正座的姿勢，將左右膝蓋擺放其中。由於這種姿勢，女性的陰道口看得最清楚，男性的兩手也空著，男性的腰部也在適當的高度。

將兩手的食指如夾石膏般的固定在陰莖兩側，以其他的手指一面撥開陰道，一面將陰莖推進。當然必須有性交前的調情，使陰道充分的濕潤才行。使用這種方法，除了陰道口不柔軟，和性經驗少的女性之外，相當柔軟的陰莖也能插入。

插入後將女性的腿放在自己的肩上。然後採稍向前傾的姿勢，由於如此陰道的角度和陰莖的角度一致，比較不容易滑出。而且陰莖能確實觸感到陰道內的柔軟，使其硬度增加，就可進行抽送運動。

當然不要只做抽送運動，對女性的胸部或陰蒂等性感帶多加刺激，可以使女性充分得到快感。在心因性根本的原因消失之前，以這種方式對應性伴侶的需求，女性就不會因不滿足而紅杏出牆了。

赧於啟齒—陽痿的煩惱❷

雖然十幾歲，但和女性有正式的性行為時不會勃起。平常和女友約會時會勃起，但很快就痿軟。想到可能會失敗，心裡就擔心不已。

也許有人認爲陽痿是中老年人的專利。但是想不到年輕男性，也會因「年少型陽痿」而陷入陽痿的狀態。

一個人的成長過程，必須依靠賀爾蒙的分泌。到了十三、四歲時會有激烈的變化。由於大量的分泌睪丸素之賀爾蒙、會長陰毛、聲音變粗、同時性器官也會顯著的成長。到了這個時期，精通現象、夢遺現象都會出現。無論如何，這段期間可以說是一直朝向變化爲強壯男人的方向。

可是到了身高伸長快停止時，這種變化就會減弱下來。以最近的年輕人而言，到了十八歲左右，身高就停止生長了。十八歲後賀爾蒙分泌降低，有時會陷入內分泌失調的狀態。成爲一種自律神經失調、產生輕度鬱症的例子時有所見。這種情況多半不會自覺。但由於習慣朝向強壯變化的身體，到了減弱階段，不能適應而產生失調狀態。由於支配緊張的交感神經，和支配鬆弛的副交感神經交替作用激烈化，而使精神無法安定下來。

如果這兩種神經的交替作用過於激烈，例如在性方面，勃起後如果沒有馬上自慰的話，很快就痿軟。在朝強壯變化時期，勃起時不易痿軟，甚至一天勃起好幾次。所以有時候會爲自己的身體是否異常而驚慌。

可是這種情形完全不需擔心。像自律神經失調狀態，頂多半年，至多二、三年，就會進入安定期。因此在女性面前勃起又很快痿軟的狀態，只是短暫性而已，不久之後就能盡情享受魚水之歡了。

如果將這個時期的不安定，過度擔心的話，恐怕會陷入眞正的年少性陽痿。因此如果和女性伴侶行爲失敗也不必介意。這段時期依靠自慰也能獲得滿足。在比旺盛期稍減頻度之下，一面預防過度勞累，一面去享受性生活，相信不久就會安定下來。

赧於啟齒—陽痿的煩惱❸

可能最近開始肥胖之故，所以性能力有減退的傾向。我擔心這樣下去，最後會變成陽痿。

自古以來肥胖與糖尿病有密切的關係。脂肪多的中年肥胖，性能力若大大的減退，必須接受糖尿病的檢查比較好。可是最近所謂的「邊界型糖尿病」有激增的傾向。例如公司一年一度的定期健康檢查，就很難發現這種相當困擾的症狀。

所謂邊界型糖尿症，是空腹時血糖值完全正常，可是餐後一、二小時之間，會病態性的使血糖上升。尤其因工作勞累之後、用過餐後會更有增加之傾向。所以在上午前，空腹時所進行的定期健康檢查，很難診斷出來。聽說過了中年的男性，平均四人中有一人有這樣的症狀。雖然不是正式的糖尿病，但性能力會減退很多。

肥胖的中年人，又感覺性能力有衰退的人，先去量量自己的體重。假如比二十幾歲時，增加二十%以上者，必須疑慮可能罹患此症狀了。

如果想恢復男性雄風，體重必須減少到二十多歲時的重量。要減肥最有效的就是飲食療法。下列是飲食療法之重點。首先米飯一餐只吃小小的一碗，換作土司的話，是切成六片的一片。魚肉類一餐一次，控制在一百～一百五十公克左右。像這樣，每餐的飲食控制在六分飽的程度。

至於進餐時，以菜餚爲中心，以高湯、蔬菜、附菜麵包（米飯）的順序進食。才不會吃過多的穀類。進食中，應細嚼慢嚥，等到血液中的糖分傳到大腦時，就能得到飽腹感。但是如果吃得太快，沒有時間傳到大腦，所以容易過食。如果喝日本酒一合（〇・一八公升）或一瓶啤酒，那麼一餐的飯量就必須禁食。如果感到飢餓，在上午十時或下午後三時，喝一瓶牛奶，或吃半個蘋果亦可。

這樣的飲食程度，一天可攝取一千六百～一千八百卡路里。活動上的熱量不會缺乏。重要的是，以這種方式減肥，胃袋會慢慢縮小，以一個月減肥二、三公斤爲目標，不會牽強亦不會有危險。

赧於啟齒—陽痿的煩惱 ❹

可能是服用降血壓藥劑之故，從四年前就不能和妻子行房，因為陰莖不能勃起，有無解決方法？

服用某些藥劑，導致性能力減退，從某角度來看是理所當然之事。如果患了高血壓、糖尿病、心臟病、腸胃病、肝臟病、假性鬱病等，或其他所謂的成人病，置之不理的話太危險，所以必須每月持續服藥治療。西洋醫學所使用的藥劑，是爲了停止疾病的惡化，或加以治療的目的爲方向。可是若以全身的觀點來看，可能會產生可怕的副作用。

這種副作用，往往會帶來勃起不全和恢復鈍化。或者有性慾減退的傾向。雖然說性能力減退，可以服用賀爾蒙來強化下半身。但是其實賀爾蒙也有副作用。如果長期服用，或服用過量，反而會使生殖能力激烈的降低。

本來賀爾蒙就應該由體內自然分泌出來，而不是由體外投與。因此想牽強的恢復朝氣，而投與賀爾蒙，是不自然的方法。原則上也無法持續投與，只限於分泌不正常的人而已。

亦即表示，如果罹患高血壓的人，必須長期服藥治療時，絕對不要焦急的想恢復性能力。

首先必須覺悟在疾病長期陪伴下，慢慢的治療。只要藥量減少時，性能力就能慢慢恢復。配合身體的實際狀況，在不過度牽強下享受性生活才好。

同時罹患高血壓的人，沒有重新檢討自己的飲食習慣，就無法獲得眞正的健康。血壓因人種、性別、年齡而有個別差異，可是一般來說，血壓男性比女性高。隨著年齡增長也有增高的傾向。亦即只服用降壓劑，也不見得會痊癒。

飲食療法頗具效果，其中以鹽分的攝取必須絕對避免。同時也要停止以米飯爲主食，而以副食品替之，來攝取營養與卡路里。每天努力顧慮健康，也是爲了消除男性下半身不安的重要要素。

赧於啟齒—陽痿的煩惱 ❺

自二年前做直腸手術以來，已成為性無能。不僅不會勃起亦無感覺，聽說對海綿體注射矽膠，或進行幫浦式手術有效，是否眞實？

進行直腸手術的執刀醫師，必須非常仔細小心。尤其直腸附近的生殖神經錯綜複雜。可是無論多麼細心，這種手術仍然很困難。所以可能有傷害到神經的樣子。這是手術後容易發生的情形，也是常諮詢之例。

爲了恢復勃起的功能，的確有注入矽膠，和做幫浦式手術的方法。可是我個人並不贊成採取這些方法，使陰莖勃起。因爲我認爲以現狀就能充分享受性生活。一提到性行爲，一般就馬上想到必須插入。這種「插入至上主義」令人質疑。

例如，男女熱情擁吻也是很好的性行爲，或者利用手指使女性得到滿足，也是一種性行爲。像谷崎潤一朗所著之『痴人的愛』一般，以唇、舌、手指、手掌、腳、腳趾、顎、鼻子等等，比一根陰莖更優秀的道具遍布全身。

各位應該知道手指的效果。因爲如果技巧高明的話，可以讓女性好幾次達到高潮。靈活使用舌頭，比陰莖更優秀。連不勃起的陰莖，愛撫女性的器官，也可以使女性陶醉在快感的高潮中。

珍芳達所主演的『歸鄉』這部電影，由於她的男友在越戰下半身受傷返國。但在性愛中，他使用舌頭就能給予珍芳達充分的滿足，於是決定相伴一生一起生活。像這樣的情形也可以模仿。所以不要以陰莖不能勃起而過分絕望。

總而言之，關鍵在於能不能改變性生活的觀念。也許拋棄以往插入爲中心的性生活，心有未甘或者感到傷悲。但是如果下定決心加以拋棄，才能在新的性生活領域，展開更纖細、更奧妙的性生活世界。

這可以說是一種附帶有精神層次的性生活世界，趁此機會不僅可得到這美妙的境界，並且可將過去男性外表上的虛榮拋棄殆盡。

赧於啟齒—陽痿的煩惱 ❻

辛辛苦苦將夢寐以求的女性誘引成功，但在進行性交時卻功虧一簣。和妻行房並無問題……。從此以後再也不敢偷腥了。

這個例子可能是意識過剩所引起的心理壓迫為主因。

所謂陽痿在醫學上有好幾種分類。只限於陰莖不能勃起的觀點而言，可分為「心因性」與「器質性」兩種類。一般都把心因性分為心態之因，器質性分為身體之因，可是其實兩者多半有相互作用，互相有密切的關係。

尤其二十歲左右，是勃起最旺盛的時代，卻也有人陷入心因性陽痿。來我診所諮詢的患者，以這個年代最多。其本人覺得我這麼年輕就得了這種疾病，總是氣極敗壞的衝到我的診所。

如前述，這個年齡是成長結束之期，也是身體變化之期。因此在這時候，會因某些動機而不會勃起。結果其失敗的經驗，會拖著尾巴以至陷入眞正的陽痿，這種狀況偶爾會發生。

如果六十歲的人是陽痿患者，因爲自知年紀大了，所以不會過度焦躁。而依據過去的性經驗所獲得的智慧與技巧，靈機應變不會使女性失望，也不會使之更惡化。但是二十多歲的人，對於勃起接著射精，只是那麼直接而已。因此遇到這種非常事態時，對應技巧還不成熟，於是自己壓迫自己，而陷入無法東山再起的惡夢中。

如果是急性心因性的陽痿症狀，是由於逼迫自己插入，那種極度壓力所引起。沒有從容不迫的態度，因此對於辛辛苦苦誘引的女性，無法與之倒鳳顚鸞，喪失了兩情繾綣的好機會而遺憾，並且對她的慾望也消失了。

因爲如果以後再接近她，以前失敗的經驗，又會再度浮現腦海。擔心可能會舊事重演而造成壓力，這樣的情形多次反覆後，可能就會變成眞正的陽痿了。

接近女性時，如果擁有即使不勃起，也並不一定要插入才能進行性行爲的心態就好。先告訴對方，假如無法勃起，可以用手指或舌頭讓對方得到滿足，表態後心情自然就輕鬆多了。這對於年輕人而言，可能很難啓口。可是其實要體認到，並不一定要插入才是性行爲。有這種程度的認同心理，就容易對應了。

赧於啟齒—陽痿的煩惱 ❼

我一個月自慰數次，但十七歲那年和女友性交失敗以來，只要想像和女性做愛，就無法勃起，這是不是陽痿？

人生旅途難免失敗，但是性行爲失敗的經驗，對男性的衝擊相當大。有時候只因一次失敗所留下的影響，可能造成終身的陽痿，事實上比我們想像的嚴重許多。

一想到和女性進行性行爲，就想可能會遭遇悲慘的失敗，這種強迫感周而復始，不僅不會勃起，最後連性慾也煙消霧散。到了中年，因壓力或肉體的疲勞、亦或飲酒過量，在緊要關頭經常派不上用場的機會越來越增加。這的確是很悲哀的事，也會因此而喪失信心。同時如前述，中年人如遇此種情形，還可以自我安慰說，可能是過度疲勞，所以精神上的負擔比較輕。但是年輕人若失敗時，因爲正值強盛勃起年代，反而會造成精神上嚴重的傷害。

可是，既然還能自慰，表示機能上應無問題，只要能稍微減輕心理的負擔與傷害，就能恢復正常了。依靠復健性之性經驗治療即可。

爲了治療性行爲恐懼症，事實上，請性經驗豐富的女性來指導就好了。在這種場合，爲了減輕心理的壓力，事前告訴女性自己性經驗太少的事實，最好將以前失敗造成恐懼的情形也坦言相告。

最強烈勃起的年輕人會失敗，都是過度緊張所造成。一來是想讓對方感到自己性經驗豐富，二來想要表現自己的性技巧高明等，虛張聲勢所造成的原因比較多。治療重點，首先勿再虛張聲勢了。告訴對方自己經驗不足，請對方多指教，這樣一來緊張感就會減輕。

不能找到這種女性也無所謂，只要自己認爲「失敗無妨」，硬著頭皮再去嘗試看看。在那種場合應注意的是，不要急著插入。確認兩性歡愛，欲享受肌膚之親時，將插入視爲性愛延長線的行爲即可。以這樣的心態去應對，大體上就不會再失敗了。

赧於啟齒—陽痿的煩惱 ❽

以前喝酒之後，進行性行為時持續力會增加，是最理想的狀態。但是最近飲酒量稍多，就無法挺舉了。是不是開始陽痿？

勃起力旺盛的年輕人，不敢面對女性求歡，所以很婉轉的一面喝酒，一面營造氣氛，趁著興奮的情緒，再帶到飯店去。由於雙方都有酒意，情緒更加高昂。同時因爲酒精的關係，陰莖會比較遲鈍，不必擔心早洩的問題，是最適當的狀態。恐怕有這種經驗的人不少吧！

可是不知何時開始，這種固定的模式就不適用了。由於喝酒之故，雖然氣氛高昂，可是陰莖完全萎縮喪失反應。即使拚命使其勃起，但接著仍無法射精。

這是喝酒時，受剛喝酒的一次作用，和經過一段時間的二次作用所影響。第一次作用是刺激副交感神經。假定剛開始時氣氛很生澀，可是喝了一點酒後，人放輕鬆了，嘴裡也油腔滑調起來，可以和女性無所不談，也就是說，副交感神經的刺激，使全身輕鬆下來。

支配陰莖的神經是副交感神經，所以喝了酒有人會突然的好色輕薄起來，平常自看我抑制能力，但喝酒後會使抑制作用消失，開始對女性毛手毛腳。

至於喝酒的二次作用，主要是影響大腦。知性活動會停止，各種機能會陷入麻木的狀態。當然陰莖的反應也會遲鈍。由於理性作用喪失，在這個階段想要進行性行爲，可是偏偏重要部分卻不聽使喚。

可是在這種情形，偏偏有些女性會同意和他上床。這時男性怎可能放棄這個千載難逢的好機會，因此應急措施是刺激陰莖感應穴道看看。

代表性的穴道在腳拇趾邊際的「太敦穴」。用力指壓這裡，或捏住拇趾尖用力轉動二、三次。亦或刺激肚臍下九公分處的「關元穴」也可以。平常就加以指壓，陰莖的活動力就會活性化起來。另外指壓肚臍和心窩中間的「中院穴」也可見效果。如果這些穴道都加以刺激，仍然沒有反應，那麼當天就該放棄。

赧於啟齒—陽痿的煩惱 ❾

從早上起床的瞬間，就開始擔心工作的問題，根本無心思在性事上。想起以前在通勤車上都能興奮的情景，若夢幻一般，我是否再也無法有慾念呢？

上班族的人會擔心工作是極其當然之事。但由於過於擔心而晚上睡不著，而一睡醒又開始爲工作煩心，這種情形可說是陽痿的後補者。

支配工作等必要活動之功能部位爲交感神經。但要支配性興奮而勃起則爲副交感神經，這在前面已叙述過。例如要和顧客打電話聯繫是交感神經作用。被上司責罵因緊張臉色蒼白，也是交感神經作用。

亦即，在白天中，交感神經一直在發揮作用。而到了晚上也沒有讓交感神經休息鬆弛緊張，這樣一來神經就無法忍受了。而且如果夜晚和白天一直想著工作的人，意味交感神經一直緊繃著，根本無法放鬆，而一直將副交感神經壓迫下去。於是精神的疲勞就會日積月累。這種狀態若一持續下去，必會罹患陽痿。

如果一直使用交感神經，會造成緊張習慣之痲煩狀態。在此告訴你們一個到公司上班前，不使用交感神經的方法。坐通勤電車時，身邊必然有女性，如果是年輕貌美的上班族，可利用其中一人，做為自己性幻想的對象。

溫柔的撫摸她的頭髮，吻著她的粉頸。她會回眸對你微笑。你的兩腿夾住她，隨著電車之搖擺，她豐滿的胸部壓住你，含情默默抬頭看著你，低聲問「下班後可以和你約會嗎？……」

也可以想像對方是一絲不掛。因此只是自己腦海的遐思，什麼想像都無所謂。但切勿太迷醉而付諸行動，如果被警察逮捕我可不負責任。

也許有人會認為，一大早就如此妄想會影響工作。其實反而相反，因為讓交感神經休息，對工作的集中力才會增加。然而將性中樞的電路好好的連接起來，就能維持下半身的力量，這可謂是一舉數得的方法。

赧於啟齒—陽痿的煩惱⑩

半年前，四十五歲時終於找到結婚對象而結婚了。可是從新婚以來，在重要關頭總是功敗垂成。但是和歡場女子卻又如魚得水……

這種例子是，終於找到夢寐以求的對象，因過於高興與緊張而突然變成陽痿。但另外還有其他原因。

其他還有很多類似的例子。這是長久以來只和歡場女子交合之男性，容易陷入之陷阱。亦即沒有訓練好和女性性交時處於主導之角色。

如果曾經驗過和歡場女子的性行爲，馬上就明白這個道理。不論泰國浴也好，其他風月場所也好，男性只要躺下就好，陪伴女郎就會發揮一切手段來侍候你。

所以如果你習慣這種沒有讓男性主導的性行爲，而慢慢使伴侶興奮進入性高潮的程序。在年輕時期短暫玩樂還無所謂，但到了中年還持續這樣的方式，於性方面，最後會形成被動體質的狀態。

假如已形成這種體質，但是正式結婚後，男性爲顧慮面子，必須成爲主導，但卻又不知如何行動，結果最後導致不能勃起。

這些男性，只有先將虛榮心拋棄外別無他法。必須拋棄心中認爲已步入中年，必須擁有高超技術才行的虛榮心。坦白告訴女性說，自己經驗不多，請女方多多協助最要緊。

由男性主導之性行爲，並不是表示女性須仰躺，有時俯臥亦可。勿牽強讓對方順從，順其自然發展最重要。因此首先必須獲得女性的協助。然後兩人同心協力建立良好的性生活。如果一直在男性虛榮心作祟之下，容易造成不能挺舉之現象。

有這種傾向的人，並不限於和歡場女子交合的男性而已，經常自慰的男性也會發生，由於陶醉在自己的世界裡安心的射精，但具體的在女性面前就無法勃起，所以在這種情形，男性拋棄虛榮爲治療之先決條件。

赧於啓齒的男人煩惱

菸酒減弱男性性能力

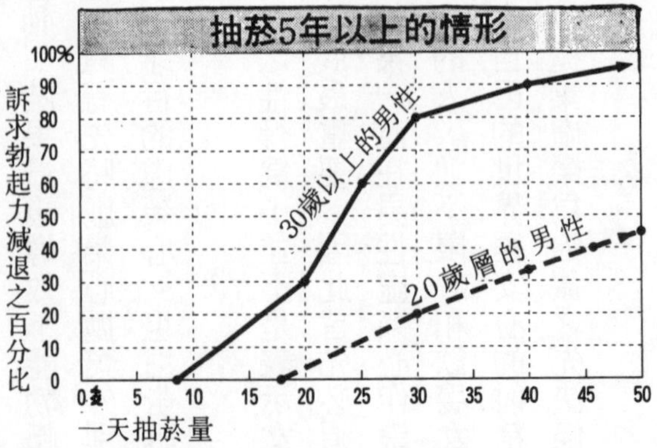

●30歲以上每天抽30支香菸者，有8%的男性訴求性能力減退。
●20歲訴求者較少，但似有增加傾向。

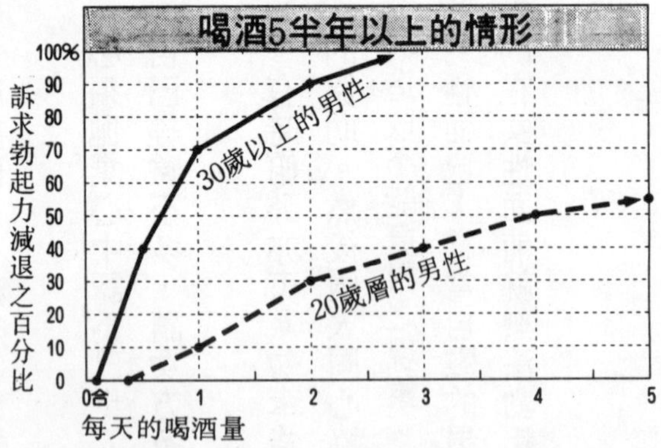

●30歲以上每天喝一合（0.18公升）者，70%的性能力減退。
●20歲層者影響較少，但和抽菸者相同有增加的傾向。

❹

赧於啟齒—包莖的煩惱

赧於啟齒—包莖的煩惱❶

聽說過了二十歲還有包莖的人，在性事上無法得到滿足。我十七歲有包莖，心中感到非常不安。

包莖本身並非疾病。可是若長大成人後，還像小孩的生殖器一樣被皮包住，容易造成負面的影響。

第一，容易招致各種疾病。有包莖的人，在龜頭與表皮之間，容易藏污納垢積存細菌，也成爲細菌病毒的溫床。依據研究資料顯示，發現致癌性病毒，喜歡寄生在恥垢中。

陰莖癌百分之一百是發生在包莖的包皮內側之皮膚癌。調查罹患子宮癌的女性，且據統計數值，其夫九成是包莖者。同時在實驗兔子的耳朵上，每天塗上恥垢，皮膚癌發生的機率很高是事實。恥垢不僅有臭味，也有誘發疾病之物質，這可能各位都清楚。即使沒有導致癌症，其雜菌也容易使陰莖發炎。包皮內側發紅、發癢或潰爛，稱爲龜頭包皮炎。

包莖的另一種負面影響是，容易造成「遲洩」或「早洩」，陰莖中最敏感的龜頭部分，平常被皮所保護。這個部位受到女性的刺激，會過度敏感，因此可能馬上射精。沒有被皮覆蓋的龜頭經常露出，因常常受到內褲的刺激，一旦有性刺激時，就不會馬上射精。因此，爲了延遲射精時間，龜頭的粘膜必須常常鍛鍊。然而包莖處於「過度保護」的狀態下，容易造成中年以上的人，陷入精力提早減退的現象。像這樣的負面影響會重複的發生。

也有年輕諮詢者，表示其有早洩傾向的問題。因爲在自慰時很快就結束了。其實人的一生不會一直只靠自慰來獲得滿足。因此，爲了給予女性伴侶方面的滿足，必須有相當程度的時間持續才行。

眞性包莖的人，即使勃起仍然被皮包住，必須馬上接受手術比較好。勃起時會露出龜頭的人，除了無特別障礙外，如果有早洩問題，還是找機會接受手術比較理想。

赧於啟齒—包莖的煩惱 ❷

我今年十九歲還是包莖狀態，是不是一生都會如此？

任何人在青春期之前，陰莖的皮都是包住龜頭的狀態，亦即包莖狀態。在迎接青春期後，會開始自然的褪開，或者用手可以自己褪開，使龜頭露出來。這就是所謂成熟的陰莖。

本來在國中三年或高中三年期間，陰莖就會成熟。可是有些人卻仍處於包皮狀態。在這階段已不是包莖狀態，而應該是屬於正式的包莖。

在國外有些人從嬰兒時就將包皮割除了。例如猶太教之割禮儀式。同時在熱帶地區，也有人趁小時候就割除包皮了。因爲他們從經驗上了解，萬一有包莖，在成長之後，包皮下的龜頭容易發熱，也容易導致疾病。

可是這種方式因人而異。沒有實際診察並不能了解。可是十九歲還是包莖的話，沒有加以治療是不可能自己消失的。因爲陰莖隨著成長期的成長，包皮會自然褪開。因此，如果那時沒有褪開，以後就很難褪開。

所謂包莖其程度各有不同。亦即任何種類的包莖，對自慰或和女性性交，或者生男育女並無阻礙。所以雖然被皮包住，也不能稱爲疾病。

日本人多半是假性包莖，而大部分的人，也能夠在維持這種狀態下，享受魚水之歡。所謂種類多，通常包括陰莖全部被包住、以至龜頭露出三分之二程度，還有勃起時龜頭露出一半，另外則會全部露出來。

屬於這些範圍內，機能應無問題。但如前述，容易引起疾病，因平常對龜頭的刺激太少，所以會有早洩的傾向。

可以設立一種基準。亦即勃起時，龜頭幾乎全部露出的話，不需看成包莖，也無需有不安感。但偶爾要褪開清洗乾淨。然後以各種方法來加強龜頭粘膜，是對應早洩的良好對策。

赧於啟齒—包莖的煩惱❸

我不想成為包莖者，有無平常可實行之預防法？

其實能夠的話，包莖還是加以治療比較好，以簡單的手術即可治癒。但趁著年輕時期，也有解除包莖的方法。

本來是包莖，但青春期後就能自然解除。亦即隨著包皮自然褪開，龜頭就會露出來。或者透過自慰、玩弄陰莖而使包皮自然褪開。因此可以說對青春期的男孩而言，自慰也是很重要的行動。

像這般自然而然褪開最理想。可是有些人雖然進行自慰，但也很難褪開。這些人必須刻意鍛鍊使龜頭露出的方法才行。

但必須留意的是，被皮包住的龜頭是處於敏感狀態，勉強的話會傷害龜頭的粘膜。同時用力牽扯包皮，只會造成疼痛而已。

因此泡浴時，在陰莖的皮和龜頭部分抹上香皀，慢慢使龜頭露出即可，不要焦急的使龜頭露出。每次洗澡時，慢慢使褪開的長度延長，最後龜頭就會露出來。

龜頭剛露出外界的時期，好比嬰兒的皮膚那麼細嫩。如果太用力摩擦會紅腫起來。因此輕輕的刺激龜頭頸附近，才能強化龜頭的粘膜。做好正式進行性行為的準備。

褪開時的陰莖與皮之間，尤其是龜頭頸附近，會產生一些白色的恥垢。這時切勿用指甲去摳恥垢，應該用香皀輕輕洗淨。如果想一口氣清洗乾淨，給予龜頭太大的刺激，陰莖就會紅腫起來。然後養成皮經常固定在龜頭頸附近的習慣，才能預防包莖再次產生。經常給予龜頭適度的刺激，可以避免只摩察幾次就射精，喪失男性面子的情形發生。

赧於啟齒—包莖的煩惱❹

為了治療包莖，雖牽扯拉皮但仍無法褪開，是否只有手術一途呢？

第一次聽到包莖這句話，多半的人都會拉拉自己的陰莖檢查看看。這時候，如果能順利褪開的人並無問題。雖然偶爾皮會回到原位，但輕輕一拉，能使龜頭全部露出來就好了。

可是並非所有的人都能自然褪開。有的人因一拉扯會疼痛而害怕，不敢再繼續拉。

爲了治療包莖，褪皮當然是有效的。但如果一直忍耐疼痛之下強迫褪開，就有危險了。可是若因只怕疼痛而不敢褪拉的話，就無法褪開包皮了。

因此，在這裡說明褪開包皮之基準。不要一開始就要使龜頭全部露出來。最初只露出龜頭的先端就好。到此階段不覺牽強、且能做到的話，接下來就要褪到龜頭的一半。

能輕輕褪出一半出來，接著就簡單了。反覆幾次拉到龜頭頸的部位，然後依前面所進行之三階段的順序，接著在勃起狀態進行看看。勃起的陰莖包皮，已經呈緊繃的狀態，因此要謹慎，但確實的慢慢使龜頭露出來。

可是有少數的人無法做到這個程度。亦即半完全包莖和完全包莖（眞性包莖）的人。半完全包莖的人，平常用手拉陰莖皮會褪開。但是勃起時，勉強的用手拉，卻只能褪到一半，皮就卡在龜頭的中間了。

完全包莖則是無論平常或勃起，皮都是完全包住的狀態。如果你是屬於這種類型的話，要完全治癒，必須進行手術才有辦法。聽到手術很多人都會害怕，其實手術一點都不困難。由於包住陰莖的皮的洞比陰莖小，所以完全包住而已。只要使這個洞擴大就好了。這種簡單的手術，頂多耗費二十分鐘就可完成了。

可是我們醫師都覺得很奇怪，爲什麼日本人不積極的進行手術，使陰莖成爲完整成熟的陰莖呢？眞是令人想不透。

赧於啟齒─包莖的煩惱 ❺

我今年十七歲，包莖稍微短小。還未長鬍子。自慰時很快就射精，令人擔心是不是發育不全？

如果已經長陰毛，自慰時也會射精，可以說賀爾蒙分泌正常，不會有任何問題。但這類之諮詢最近卻增加了。一般都是母親肥胖的狀態，孩子多、其本人體型也屬肥胖、體毛稀少、性格內向之類型。

這類型的少年，因體脂肪多，使陰莖陷入腹部而造成包莖。所以看起來比較短。這種情形稱為「假性短小」。多半的情形是，其陰莖、睪丸都是普通之大小。可是由於個性內向，不敢找人商量，而獨自煩惱著。這種情況其自卑感會越來越加深。

眞正的「發育不全」，意味著到了青春期，睪丸的大小還像小彈珠一般。至於陰莖並非假性短小，而是像原子筆套一般，而且也沒有性慾。所以發育比標準遲緩。但也不需自以為「發育不全」而煩惱。孤單一人持續的煩惱下去，不僅精神負擔會增加，因精神上的壓迫感，無法進行性生活的可能性也增加。所以應該早日排除煩惱爲要。

多半的人都爲了所謂「早洩」這個字眼，造成壓力而煩惱。尤其剛學會自慰時，只要摩擦幾次下就會射精。同時陰莖對刺激很敏感，只要視覺的刺激與想像就會激烈的興奮起來。因此稍微刺激，陰莖馬上反應。肌肉和前列腺反應強烈，所以射精之爆發力也很優異。但隨著年齡的增加，會慢慢穩定下來。亦即年紀越大反應就越遲鈍。所以早洩也不一定是缺點。

仔細想想就明白，最近孩子的狀況已經出了問題。本來青春期是男性賀爾蒙分泌最旺盛的時候，但是受到升學考試壓力的影響，精神的自立會延續下來。對性慾方面也灌輸否定性的觀念。結果不僅和父母，連和朋友對性觀念的溝通也喪失了。當然不安感會越來越強烈。在這場合，身邊應該有一個開朗、可以商量的人士對他說「這種事不需煩惱啦！」使其安心最要緊。

赧於啟齒—包莖的煩惱 ❻

雖然包皮會褪開，可是和內褲摩擦會痛，有否使包皮不褪開的方法？

前面說過，包莖有誘發疾病的可能性，也能使性機能降低。雖然如此，但也有一些年輕人不希望刻意褪開包皮，而讓它維持原狀。

也有一些年輕人打電話來諮詢，說他們在玩弄陰莖，褪開包皮時，從中露出赤紅的顏色。別人都包著皮，只有自己與人不一樣，這種情形是否異常。也有一些年輕人來和我商量，想讓包皮保持原狀，或使龜頭能露出一半的程度。想法各異的雙方，與人印象是每個人的慾求各不相同。

雖然陰莖已接近成熟，所以不需刻意去褪開包皮，但是龜頭已經露出一半時，則必須努力使其全部露出最重要。但奇怪的是，提出問題的人，都做相反之要求。

有一些年輕人訴求，龜頭露出和內褲摩擦會產生疼痛。但是其實目的即在此。龜頭皮被包住的狀態，是因爲過度保護，從沒有接受過外界來的刺激。剛開始褪開時，龜頭與內褲摩擦，的確會有疼痛感。走路時龜頭會疼痛，那是因爲陰莖部位太細緻了。但也不會因摩擦而磨滅。所以應稍微忍耐一下，很快就會養成習慣。逐漸的鍛鍊龜頭粘膜，這是非常重要的過程。

剛開始褪開時，應天天實行，一天必須走幾趟廁所，趁機褪開包皮。以褪開之狀態放入內褲之中。但在行走當中，包皮又會漸漸恢復原狀，因此趁下次小解時，必須再一次的將包皮褪開。

在這過程中，龜頭會慢慢習慣刺激，褪開包皮再恢復原狀的情形會慢慢減少，不久龜頭就會完全露出來。可是在這期間，有時在某些動機下，龜頭也會再度包起來。這時會感到不舒服，到此程度表示已經成爲成熟正常的陰莖了。也可以說爲進行正式的性行爲完全做好了準備。

赧於啟齒—包莖的煩惱 ❼

我今年四十歲，是假性包莖者。但從半年前以來，行房後陰莖的先端會紅腫、發痛，但一週內又會自然痊癒。這種狀態周而復始，持續不斷……。

有關包莖的煩惱，被視爲年輕人的專利。但其實這種想法是不正確的。過了半年，也有不少的人來諮詢包莖的煩惱，這些人都是擔心生病而前來接受指導。

擁有這種煩惱而來諮詢者不少。有這種症狀的人，多半是假性包莖者之特徵。

假性包莖者，是在重要關頭時，龜頭會露出來，也可以在無障礙下使用。所以只要留意清潔問題，即使放置不管也是無所謂，確實也有人如此認爲。的確，年輕時皮膚健康，所以對於假性包莖的缺點，閉眼不介意就好。可是年過四十，皮膚開始劣化又衰弱，加上同年紀的女性之陰道內，生理的雜菌會越來越增加，也是陰莖前端會疼痛的原因。

進行性行爲會有快感，但以微觀世界而言，性行爲只不過是性器的皮膚互相摩擦而已，當然會產生微小的傷害。更簡單的說，性行爲是耕耘稱爲皮膚的田，而栽種稱爲雜菌的種子一般。

性行爲結束後，非包莖者的陰莖會自然乾燥。可是有包莖的人，在性事完畢後，包皮會覆蓋著陰莖。亦即好比在陰莖套上塑膠套一般。由於如此容易增生雜菌。因雜菌引起龜頭發炎，並且反覆發生之例，最近有越來越多的傾向。所以來諮詢者也有激增的傾向。這些例子都是中年包莖者特有的煩惱。

這種症狀，停止性行爲就會自然痊癒。但是想要享受性生活，卻又怕經常陷入這種煩惱的人，進行手術就可簡單的解決。

可是症狀如果一直無法痊癒者，就應該接受披衣菌之性病檢查。同時也可以降低邊界性糖尿病、肝臟病，以及其皮膚病之強度。所以發生問題就應該到醫院檢查才好。

赧於啟齒—包莖的煩惱 ❽

我的包莖症狀相當嚴重。同時陰莖的臭味不堪入鼻，有無加以治療之方。

有包莖的人，在洗澡時將包皮褪開後，必須進行的行動是消除恥垢。所謂的恥垢，就是老舊之陰莖皮膚組織，和陰莖分泌物等，積存在龜頭頸所形成的污垢。尤其在成長期、新陳代謝激烈時期更容易積存。同時積存濃烈臭味也會成爲雜菌的溫床。

恥垢是積存在陰莖最細嫩的部位，因此絕對避免牽強清除。以褪開一次就清洗，再褪開一次再清洗的程度即可。但是以此方式想全部清洗乾淨，必須耗費一段時日，因此可使用促進劑進行清除。在恥垢積存處，抹上親水軟膏等刺激性少的軟膏，放置一晚上。第二天早上將皮褪開，以溫水沖洗就能清除。

像這樣，要清除恥垢，切勿用指甲摳，慢慢清除是其要訣。

❺ 赧於啟齒—精力減退的煩惱

赧於啟齒—精力減退的煩惱❶

年輕時，每天清晨都會勃起，可是最近卻很少勃起。即使勃起，也沒有達到挺舉的程度，顯得萎軟無力，我很擔心是否精力已慢慢減退。

爲何會產生清晨勃起現象，在此做一簡單說明。因爲晚上睡覺時，膀胱積存尿液而脹起。結果膀胱刺激前列腺，前列腺受到刺激，是促使陰莖勃起的原因。如果將其根元之尿液排出後，清晨勃起的現象就會消失。

這是其基本原理，但是有時候並無積存尿液也會勃起，其原因是被稱爲強壯副腎皮質賀爾蒙造成之因。有學者說，這是副腎皮質賀爾蒙，在清晨被集中起來一起分泌的關係。

那麼只要是膀胱脹起，任何人都會有清晨勃起的現象嗎？其實不然。到了中年之後，即使膀胱緊綳，也不會清晨勃起。理由是前列腺已經遲鈍了。同時本身勃起力亦已減弱也是原因之一。

因此清晨勃起可以說是年輕有朝氣的象徵。如果勃起力弱，表示勃起力有問題，或者賀爾蒙分泌有問題。

可是以勃起力來衡量自己是否有朝氣的人，大體上都認爲勃起力強就好。其實也不盡然，因爲並不是依靠勃起之角度來判斷，而是觀察其勃起力多久，持續力越長久，表示越健康、越有活力。

可是神經質的人，雖然有勃起，但隨著起床同時也萎縮了。因此對自己的陰莖喪失了信心。有時在睡眠惺忪當中，陰莖就萎縮了，所以無法確認自己是否曾經挺舉。

也有些年輕人問我，是否可以趁清晨勃起時自慰，射精時精液是否會隨尿意排出。其實這點倒不用擔心，因爲和排尿比較起來，射精有優先權，尿液會暫時停止排出，所以不用擔心。

可是在膀胱緊繃之下自慰，對身體有害，如果想自慰的話，還是排尿後再進行。但是排尿後陰莖會隨著萎軟，想自慰的慾望也會消失才對。

赧於啟齒—精力減退的煩惱 ❷

我的同學們說他們常夢遺，可是我幾乎沒有發生過。十幾歲的年紀，這種狀況是否異常呢？

現代年輕人性方面啓迪得早，有的人在中學時就有性經驗，因此身體的成長也加快。但是頭腦的功能是否同步成長令人質疑。

根據我的看法，現在的年輕人因過度保護，大部分都具有戀母情結，所以大腦尙未獨立。加上影像資訊氾濫、想像力完全減弱。想依靠自己的想像力來解決問題的本質也已經喪失。因爲只是用眼睛追蹤刺激的影像，使想像力完全退化了。

本來「性」可以說是想像力的產物。本身給予腦的刺激，然後腦又回饋給陰莖的部位。可是現在卻變成被動之下才能使陰莖勃起，若沒有給予強烈的刺激就陷入無法勃起之惡性循環狀態。亦即表示想像力之衰退，大腦的功能也會衰退。

至於自慰的方式今昔亦不相同。現代的男性，有使用按摩器等物理刺激來進行自慰的傾向。可是一旦開始使用道具自慰後，就很難斷除這種習慣。尤其這種刺激變成習慣化之後，若沒有給予強烈的刺激就無法勃起。會陷入冷感症，使年輕人越來越增加困擾。事實上，來我診所接受諮詢者，這類型者也越來越多。

非常健康的年輕人，一個月二、三次夢遺是極爲正常的。可是若陷入冷感症，性夢會越來越減少，就算給予腦部刺激也不會夢遺。

如果到了十幾歲還完全不曾夢遺的話，必須要檢討是否自慰的方法有問題。或者是強烈刺激的春宮電影看得太多。

勃起力旺盛的年輕人，可多發揮想像力去自慰就好。因爲年紀越大，就需靠道具和影像強烈的刺激才會有反應。所以可以說，想像力是年輕人的特權。同時趁著年輕鍛鍊想像力，可以遲緩性的退化現象。

赧於啟齒—精力減退的煩惱❸

我的朋友當中，有人炫耀他一次可以自慰五次。或者一夜性交可進行五～六次。可是我頂多可做二次，是不是我的性能力較衰弱。

年輕男性很容易爲自己自慰次數是否正常而產生不安感。尤其男人可說是相當脆弱的動物，如果和其他男性比起來較劣勢時，會一直無法擺脫這種煩惱而耿耿於懷。同時由於自卑感的影響，男性在喝酒時，會將曾發生過的，和子虛烏有的事，誇大其辭的宣揚一番。像這樣不實的言論，切不可全信。但是有些老實的人，卻百分之百的相信。然後拿來和自己比較，又爲差距太大而自己煩惱。

炫耀自己性方面的經驗談，談論最多的即是「次數」。其中誇耀自己能持續幾次的話題，爲了表現自己體力多麼充沛，常說「無抽出陰莖六次」，意味著「以插入的狀態進行六次」，亦即和女性交合射精六次的意思。但以男性的生理狀態來看，那是不可能之事。因爲一般在射精後，會短暫性的喪失性慾。由於會完全的喪失性慾，然後「又爲重新再來」而勃起又射精，這樣反覆六次。事實上這是極爲困難的技術。

如果在這當中，都沒有將陰莖抽出的話，那麼保險套內（或陰道內）溢滿精液，一定感覺非常不舒服才對。對方女性也會感到十分困擾。像這樣，性交後沒有抽出，還拚命努力的形狀，讓人覺得很悽慘。

坦白說，次數多少，一點都不值得驕傲。如果說一夜交戰六次，而女性也得到高潮，像這樣才值得自豪。（也才值得說：「無抽出性交六次」），但即使自己射精，對方是否能夠得到滿足令人質疑。

確實有些男性「性致勃勃」一直想射精。但是一般而言，一個夜晚二次，精神已能獲得滿足，不會再有要求。如果做愛次數有二次以上，可能有其他的理由（爲誇耀自己的精力），要不然牽強的進行比較多。

有一種「精液減半說」的說法，一般而言，持續射精，第二次只有前一次的一半而已。如果經過四～五次，簡直是「放空炮」的狀態。男性最好勿太重視那種飢渴狀態的性行爲。應多重視持續力，使雙方都能獲得滿足最要緊。

赧於啟齒─精力減退的煩惱 ❹

我今年四十歲，大約二～三年前開始，我夜晚的活力降低了。平常很少勃起，看色情照片也不會感到興奮。

這是來我診所諮詢的中年上班族無例外之訴求，亦即夜晚活力衰退了。也有少數人，因爲疾病或其他原因引起體力衰退，並造成陰莖不能勃起。可是大部分的人都是精神壓力所造成。

陰莖和睪丸是下丘腦支配性活動的器官。最怕精神受到壓抑。如果終年遭受壓力的人，到了緊要關頭，這些器官就不會有任何反應。

屬於中級幹部的上班族，無論在公司或家庭很容易遭到問題，而成爲壓力的化身一般。所以陰莖的反應會比較遲鈍，或者對性的刺激沒有感覺。可是請各位不用擔心，這些問題皆有解救之道。

首先，請回憶壓力過多時，產生何種狀態。是失眠、淺眠，或者早晨醒來頭昏腦脹、引起整天身體不舒服的狀態。這可以說是輕度的自律神經失調症，亦即交感神經和副交感神經無法順利交換之狀態。

引起性興奮和陰莖勃起，是受到副交感神經所支配。心中有牽掛，或者交感神經呈活潑狀態時，都會壓抑著副交感神經。因此性方面不會產生興奮的狀態。同時睡醒時頭昏腦脹，整日無精打采。這是睡眠時受到副交感神經支配下的狀態，無法轉換成工作所需之交感神經作用。

可以自己刻意去培養、白天清醒、夜晚興奮，所謂神經意識轉換的習慣。其方法甚爲簡單。例如利用一天一次的排便時間。排便時，如果下腹部用力，交感神經就會緊張，可是大便一旦排出，精神會鬆了一口氣，副交感神經就會發生作用。此時會湧出許多新鮮的構想出來。爲了維持這種狀態，閉上雙眼、肩膀放鬆、臉部肌肉也放鬆，慢慢的反覆做腹式呼吸，每日做這樣的訓練，就可以學會讓交感神經和副交感神經轉換時，發揮功能的要訣。在其他時間，也可以刻意去營造這種狀態，當然要進行性愛時，也可以充分利用。

赧於啟齒——精力減退的煩惱 ❺

交歡後，翌日醒來精疲力盡，所以覺得意興闌珊，提不起興趣，是何種疾病所造成。

翻雲覆雨一夜交歡，可是翌日醒來，感到身體沉重、頭昏腦脹、全身虛脫之訴求者不少。主要是人到中年，產生這種狀態的人多的原因。

會訴求這種症狀的人，多半是在性行爲後不知道好好調養的人。一般人的想法是，射精後感到很疲勞，如果馬上熟睡，可以早些恢復體力。可是事實上這樣的做法，反而會有反效果。

射精時，腦脊髓的反射機能會有短暫性的弛緩。年輕時，這種弛緩很快就能恢復。可是到了中年，一直鬆緩的機能很難恢復。如果以弛緩的狀態入眠，因睡眠的鬆弛而造成雙重的弛緩之下，腦脊髓的反射機能，會一直維持在弛緩的狀態。

所以不管睡多久都不能恢復，醒時也覺得不舒服。沒有消除疲勞，全身虛脫，第二天身體就不會有活力。將這種的身體狀況視爲疾病，或者認爲性事是不好的行爲等等，做爲訴求的方向，自以爲是這樣的原因。其實不然，在性行爲之後的一些行動，其實可以簡單的避免。

總而言之，射精後切勿馬上入眠，此時雖然感到疲勞，但可以做約三十分鐘的休息，但不要馬上睡覺，看看雜誌也好、看看電視也好，進行調劑情緒後再就寢，反而能輕鬆入睡，第二天也不會殘餘疲勞。

如果想獲得更高的效果，就寢時，做做伸展脊椎運動就好。首先臀部向後突出，後頭部向後仰，使脊椎呈S型彎曲。一面進行腹式呼吸，一面在背脊加力量。

同時，射精後淋浴或泡浴也有效果。爲要提高副交感神經作用，使用溫暖的洗澡水，淋浴十分鐘，就不會將疲勞留到隔天。另外一些機能的衰退，以這種程度的對應，也能加以解除。

赧於啟齒—精力減退的煩惱 ❻

妻子正値狼虎之年，故房事要求頻繁。我想學習「接而不洩」之法，請問有何秘訣。

年輕時，不論妻子要求多麼頻繁，都能充分對應的人，過了三十五歲之後，雖然妻子的要求並無變化，但因男性較早衰退，所以會感到妻子要求頻繁。

由於如此，常常被提出的一句話，就是著名的貝原益軒之『養生訓』裡，記載的「接而不洩」。亦即和女性溫存時，可以給予女性滿足，但是自己還可以保持精力。不會每次射精，亦即所謂的「中斷性交」的方法。

那麼如何才能中斷射精呢？如果你是男人，理應了解當要射精時，是不容易停止下來的。因此以下要介紹停止射精之技巧。在性行為中，射精感開始激烈時，停止性刺激的動作，並且強力收縮肛門。

亦即停止交合，而反覆進行調情消耗時間。至於動作方面，例如將快速的抽送動作緩慢下來，或者遮斷視覺的刺激。亦即不看女性興奮的表情或其陰部等。縮緊肛門的效果，想想排尿時就能了解。

一般在排尿時，如果將肛門強烈緊縮，尿液就不容易排出。由於壓住肛門的收縮肌，而使抑制排尿的括約肌發生作用。

與此道理相同，操作肛門的收縮肌、抑制射精的射精閉鎖肌也發生了作用？可以相當程度的控制射精。本來射精閉鎖肌，也能依靠意志相當程度的加以控制，但年輕時並不打算控制，所以沒有經過訓練。因此，首先開始訓練間接控制閉鎖肌的肛門收縮肌，然後熟悉之後，再直接控制閉鎖肌。

這種技巧能讓女性滿足二次。但是自己只要進行一次射精即可。並且也可以控制早洩的問題。如果一插入馬上想射精的話，用力收縮肛門，就能使射精感延遲下來。如果能運用自如的使用這種技巧，就能更加提高女性的滿足度。

赧於啟齒——精力減退的煩惱 ⑦

最近勃起度處於難以滿足之狀態，所以嘗試了多種的強精劑，但是均無效果，有無確實有效之藥方？

所謂的強精劑，可大分爲三種類。①強精劑，②催淫劑，③春藥。其效果是強調對性之性能有效。但其作用並不相同。

①所謂的強精劑，是提高全身能量爲目的，因此營養劑、興奮劑、滋養強壯劑等種類繁多。由於能使全身充滿活力，皆爲對性方面有效果之結構。其內容大體上配合動植物有粘性之萃取物（良質胺基酸）、大蒜萃取物、（維他命B活性作用）、牛磺酸（章魚腳含量豐富）、蝮蛇萃取物（可促進下半身血液循環）等較具代表性。

②催淫劑和體力、營養並無關係，只是直接對生殖機能產生作用。因能刺激中樞而使鈍感的陰莖敏銳勃起。其中以亨賓樹皮（植物）萃取物最著名。

③春藥則是接近所謂費洛蒙的物質。爲促進性慾的香水或女性生殖器之氣味、由

粉之香味等，能使用得當皆能成爲春藥。這是對於心理能產生作用之物質。因精神壓抑等而沒有性慾時，能將效果發揮出來。

以上所介紹的，在詳細的分類下，各位應該都能了解。因此必須觀察自己「衰退」的狀態如何，去選擇適合自己的方式才有效果。如果未經選擇而盲目吃藥，只能得到「安慰劑」一般的效果而已。

可是爲了治本，如果只要在進行性行爲時，服用強精劑，而使其充滿活力那就大錯特錯了。本來人體的精力，是反應其日常的體力與健康狀態。如果平常過著不健康的生活，而只求強化性能力，可以說是本末倒置。但是平常若能刻意的加強精力之飲食生活，根本就不需要使用強精劑了。

例如，想增強體力，可食用胚芽米和麥飯。其他如含燐脂質的小魚干類或雞骨以及含核酸的文蛤、蝦、螃蟹等，每天食用營養的食物、建立好體力的基礎，即使稍微累一些也不會使體力衰退。切勿臨時抱佛腳，只想依賴藥物。調整好生活模式最要緊。

赧於啟齒—精力減退的煩惱❽

我為了加強性能力，每晚悄悄食用強精料理。可是最近只是增胖，性能力並沒有加強，有無有效之方？

這種想法和依賴強精劑的心理相同。自以爲依靠強精料理，就能強化性能力。有這種男性的諮詢例子。由於這類的諮詢絡繹不絕，可以看出有關之迷信，是多麼的根深柢固。

現代人的飲食越來越豐富，而且被稱爲飽食時代亦由來已久。由於受到美食熱潮的影響，現代的人特別重視晚餐。到了夜晚吃了大量營養豐富的菜餚，也可能是這個原因，現代日本人的體型、身高、腿長都有增長，可說是明顯的歐美化。

可是有關性能力方面，依靠晚餐的飲食習慣，只會減退，絕對不可能加強。因爲其原因不能只靠營養分。而另外還有不能衡量深究之原因。一般而言，性事都在夜晚進行。亦即在晚飯後才會進行。但現代人晚餐進食得晚，所以可能晚餐後一～二小時會有性行為，甚至飯後馬上進行者也不在少數。

其實這種時段是血糖值最升高的時間。性和血糖值，乍看之下好像沒有關係。但是血糖值升高時，性慾、勃起力均會降低。

亦即在這種時間進行性行為，連自己都無法相信，可以說興趣缺缺，所以可能會馬上失去信心。做愛最理想的時間，是餐後三小時。所以晚餐應早食為宜。並且隔一段時間再去耳鬢廝磨吧！

如果像這般以晚餐為生活中心。早餐自然吃得少。結果會招致基本體力之降低。加上晚餐所攝取的營養分，並沒有以運動消費掉，在睡眠中體脂肪蓄積之下，反而導致肥胖。這樣的肥胖才是性事的大敵，因為運動能力、勃起力、以及敏感度都會降低而且顯得遲鈍。

肥胖有百害而無一利。想要強化精力，必須攝取營養均衡的早餐，維持基礎體力和使身體活性化最要緊。

赧於啟齒—精力減退的煩惱 ❾

敝人從事事務工作，但聽說整天坐在桌前辦公，會使男性的性能力減退，是眞的嗎？有無預防之方。

平常很少去顧慮到睪丸而生活，並且在熱衷工作之下，倏忽又過了一天，這種情形時常發生。

可是這種生活模式，在不知不覺中虐待睪丸也是不爭的事實。例如因長時間坐著，臀部會感疼痛，所以會買一個椅墊來墊襯。可是椅墊會將臀部和胯間之鼠蹊部包起來，因無法散熱，睪丸在被加溫之下，其機能就會降低。

由於如此，請各位學習減輕睪丸負擔的方法。至於坐姿，可以隔一段時間，交換交叉之雙腳即可。但這時並非是膝疊膝、正式雙膝交疊的方法。而是將大腿疊放在另一隻大腿上，是一種看起來不甚高雅之坐姿，但是由此使鼠蹊間有空隙，比較通風也比較有效。

或者又開雙腳坐著，這種坐法對睪丸最有助益。但是動作不甚高雅，恐為年輕女同事的唾棄。可是因為對睪丸有益，只好笑罵由人了。

如果能自己選擇椅子種類的話，硬式的椅子比較具有效果。人類坐椅子的姿勢，是將稱為坐骨結節的臀骨突出，這部分做為二個支點而坐。如果坐硬式椅子，大腿間會產生空隙，睪丸也不會受到壓迫。自然會發揮溫度調節機能。如果坐太久會痛的話，可以鋪上薄薄的椅墊。

如果必須使用事務用的椅子時，放上一塊蓋上布的木板。事務用椅中間隆高比較多。其上若放一塊木板，身體會左右搖動，由於搖動會造成腰痛之按摩作用，可促進血液循環之功能。

除此之外，看到一般上班族時發覺，因中年肥胖，有時將還能穿的褲子不捨棄換，而穿得太緊的人不少。其實穿那麼窄的褲子。即使多麼注意坐姿，睪丸仍然無法透氣。還是穿寬鬆一點比較好。無論如何，想要鍛鍊下半身的話，稍微不高雅又何妨，凡事應以睪丸最佳狀態為優先。

赧於啟齒—精力減退的煩惱⑩

最近從射精到恢復的時間越來越長。所以一夜無法春宵二度，有無復活之方。

勃起力旺盛的時期，認爲春宵二度以上是理所當然的，因此不覺得可貴，總享受著「二度春宵」之樂。

可是這樣的持續行動，卻越來越薄弱了。只射精一次就感到嚴重的疲勞而想就寢。或者想進行第二回合，可是陰莖完全不能反應。

像這般，勃起力會相當程度的衰退。這些無可避免之症狀，聽過訴求才知道，明知故犯而導致衰退的人不少。例如相信射精之後，能夠的話馬上睡覺，不僅能早點恢復，也能再進行第二回合。當然付諸實現的人也有，但基本上這種想法是錯誤的，嚴重的說，只是邁向陽痿之路而已。

前述，一般射精之後，人的反射機能也會鬆弛。以鬆弛的狀態入睡，全身鬆弛到第二天還無法恢復。因此如果想利用睡眠來進行第二回合，其恢復力反而會衰退。身體不能湧出力量，也不會產生集中力。因為身體已經喪失活力了。

如果在射精後，想恢復陰莖的力量，再進行第二回合的話，應該積極消除疲勞最要緊。最好的方法就是泡在溫水裡，然後再淋浴則更好。陰莖的勃起是由副交感神經支配，射精則是由交感神經分配。但如想使陰莖再次勃起，射精後，要抑制使陰莖收縮之交感神經，讓副交感神經發揮作用就好。

先泡浴，然後以溫水淋陰莖和下腹部，這種方法好似按摩一般，可使副交感神經再發生作用，使陰莖容易再勃起。

當然也可以以新鮮鬆弛的心情轉換情緒，向第二回合挑戰。假定無法做第二次，以這種狀態入睡，第二天積存的疲勞也都能完全消除，第二天晚上又能顛鸞倒鳳了。

赧於啟齒─精力減退的煩惱 ⓫

我並非早洩患者，但在行房抽送運動時，腰部有疲累感，在女方尚未有高潮時，就因已疲累而射精，請問有無鍛鍊的方法。

曾在一家酒舖裡，聽到的談話主題是，性事中最重要的部位爲何？酒客中各列出一點。有人說舌技、有人說指技。有人主張陰莖的大小和長度，正在衆說紛紜時，女老闆突然開口說：「不管如何，必須擁有強韌的腰部」，聽見這句話，中年以上的男性都噤聲不語。

的確，這位女老闆說得極有道理。和年輕人比較，中年人各部位都已經開始衰退。而其中腰部的衰退最爲顯見。在性事中進行抽送運動時，腰部會麻木，或動作顯得遲鈍。結果第二天腰部即顯現出沉重困倦的狀態。

其理由很明白，是腰部肌肉衰退的原因。加上骨盤周圍的肌肉也衰退，骨盤內的臟器機能降低，而使性賀爾蒙的分泌減退了。

同時，脊椎骨是大腦貫穿，連接全身的神經系統。因此脊椎若發生故障，首先對支配性能力的神經就有不好的影響。隨著腰部肌肉的衰退，在不知不覺中脊椎的負擔就會增加。

這麼重要的部位，怎能任其衰退而置之不理呢？其實要強化肌肉，有一種簡單又直接並且有效的方法。那就是「蹲踞」和「踩四股」。這是日本人都很熟悉的相撲姿勢。蹲踞者是蹲在和式廁所的姿勢下，腳跟浮高、背脊挺起之姿。踩四股，顧名思義是左右四腳（兩手扶著膝蓋似腳般）踏步的動作。這種動作最適合強化腰部的肌肉。應該每日實行。能使腰部恢復強韌度，就能持續做抽送運動。

如果想自然活性化腿腰之力，還是以「快步」最好。中老年人突然做跑步運動是很危險的，所以「快步」走路最適合。不僅能強化腿腰，也能提高心肺機能。其距離以一個站牌最恰當。例如坐電車，走一段距離才坐車。坐巴士時，提早一站下車走路等，在日常生活中，如果能加以應用，就能自然而然強化腿腰的力量。

赧於啟齒—精力減退的煩惱⑫

我未患過嚴重的疾病，但與妻之性生活，一年中只有幾次而已，我的同事中，有人說他們夜夜春宵。這種差距是先天性的嗎？有無方法解決。

男性之勃起力，到了三十五、六歲左右，當然有強弱之分。可是其差距應該不會那麼大。但是過了這個年齡後，差距就開始越來越懸殊。

以全體而言，性賀爾蒙分泌會減弱，製造精液的能力也降低，恢復時間也加長。但減弱程度因人而異，所以強弱之差距也越來越懸殊。

不管如何，再也不能像年輕時代般很快的恢復，但還是必須有所認知。中年人有中年人的性生活能力，其實各不相同。中年以後的性生活，最重要的觀念是，必須調整爲做愛不一定要射精。

由於每次都射精，因此身體感到疲憊不堪。其實性行爲三次，射精一次就夠了。

如果年齡再增長，五次中射精一次也可以。這情形和加齡的變化，性慾狀態一致。

年輕時之性慾，是屬於排洩衝動。由於身體內部時時刻刻積存下來，所以想依靠射精行爲，來發洩出來的衝動很強烈。由於這種記憶一直無法排除，因此自以爲性＝射精。

可是隨著加齡，大腦妄想的部分會越來越強化。因此能依靠妄想得到滿足就好。至於射精與否並不重要。不妨將年輕人之性，心喻爲「射精」之性。中老年人之性，稱爲享受性愛過程之「肌膚之親」之性。不是爲了享受集中一點射精而獲得快感，而是享受全程做愛之快感，使大腦充分得到滿足。不射精的方法，前面已敘述過了，亦即收縮肛門括約肌的方法。快射精時，強力縮緊肛門；使射精管閉鎖肌收縮，就能控制射精了。

這種動作習慣之後，就能依靠自己的意志使陰莖振動。所以在女性陰道裡，使陰莖振動，女性就能得到男性射精時的感覺。年輕時的女性，通常會伴裝達到高潮之狀，隨著年歲的增長，男性也能假裝射精之動作，於是就能享受多次的魚水之歡。

赧於啟齒—精力減退的煩惱⑬

對於夜裡妻子的要求，深感厭煩而困擾。和同年齡的同事比起來，我的次數只有他們的十分之一以下。因為工作已經疲累不堪，對性生活也喪失了興趣……。

這就是所謂的「倦怠期」。有關這類的諮詢，在任何年代都會發生。這是由人類的大腦來看，必然會產生的問題。因爲反覆接受相同的刺激，當然會感到厭膩。尤其是上班族，從早到晚做著相同的例行工作，其精神上、肉體上的疲勞是不可計測的。然而和各部位都熟悉的妻子同床共枕，實在不易產生任何的刺激感。

這種狀況不僅是妻子的悲劇，其實也是丈夫的悲劇。不僅是肉體上，恐怕連精神也完全萎靡了。這正表示著日常生活太缺少新鮮的刺激了。

所謂精力減退，只是其結果造成的一種症狀而已。如果慣於此狀態過餘生的人，怎麼會找到人生的樂趣呢？

爲了和這種灰色的人生訣別，應該積極去改變環境，努力去追求新的刺激。雖說如此，也不是鼓勵各位去改行，只是將身邊微小的環境改變即可。例如，房子重新佈置，或者更換照明設備。積極的著手改變看看。亦或讓妻子穿上性感的內衣，營造浪漫的氣氛，有不少的丈夫會因而增加性慾呢！只要努力做種種變化，必然會得到效果的。

接著，自己意識的改變也是頗具效果的。如前述，進行「中斷性交」之訓練，可增加性生活的次數。或者每天早晨做十～二十分鐘的散步，或能輕度流汗的適當運動等，都能使已生銹的大腦甦醒過來。但並非只到屋外做運動才有效果，利用早上醒來時做性行爲，也是有效的方法。只是輕輕的接觸即可。在屋外陽光召喚下，睡眼惺忪的大腦，不要考慮任何的問題，互相擁抱也是一種充滿魅力的性生活。

產生倦怠感而煩惱的丈夫，不要在夜裡勉強的行房。要掙取淸晨醒來，在舒適的早晨，做輕度接觸的性行爲方式，給予自己大腦、心靈、身體增加信心最要緊。

赧於啟齒—精力減退的煩惱 ⓮

直至二年前，只要看到女性就能勃起。但從二十歲以來，和女友約會卻不能勃起。我怕一旦要短兵相接時喪失能力而深感不安。

只是看到分叉的樹幹，也會興奮得陰莖勃起的男性，在某時期男性勃起力之旺盛，令人意想不到的高。一旦勃起不用手去觸碰，也會自然振動的陰莖，好像自己有生命力一般會自己脈動。可能不少人會懷念年輕時那種超凡的能力吧！

可是能炫耀這種超凡勃起力的時期，並不能維持很長久的時間。以這個時期爲頂點，勃起力的衰退，卻意想不到迅速的降臨了。有些人到了十九歲後，勃起角度即慢慢下降，同時幾乎也無法再看到陰莖的脈動了。

所以假定你現在十九歲，和女性約會時不會勃起，但若受到性刺激就會自然勃起的話，你就完全不用擔心了。

但無論如何，隨著年齡的增長，勃起角度會越來越下降。雖然勃起的角度對於性行爲並無多大關係，但一般的男性都非常介意。如果想要維持比他人強的勃起力；應趁年輕時好好的訓練，因爲有經過訓練的陰莖，會相當程度的保持其勃起力。

前述，陰莖勃起翹高是韌帶的關係，因此陰莖的勃起角度下降，可解釋爲韌帶力量衰退之因。因此趁韌帶旺盛的時期，可以刻意去鍛鍊陰莖的活動意識。

在晨間勃起或自慰勃起時，不要用手去觸摸，而用韌帶的力量使陰莖振動。常看到有人可以隨意牽動耳朵，因此，陰莖如果在經過鍛鍊之下，也可以成爲隨意肌而任意活動。

這是以肛門加力量爲竅門。如果加以嘗試幾次就會了解。勃起後不要馬上摩擦或插入，先做韌帶強化之動作，可以到了相當年紀，還能保持勃起角度，至少在女性面前能使女性得到樂趣。

赧於啟齒—精力減退的煩惱⑮

據說避免精力減退，不穿內褲之睡眠法有效。可是因為沒有覆蓋有不安感，而且不知其效如何，可否明示。

要使睪丸發揮最大功能的溫度，是比人的體溫稍低的溫度。陰囊具有調節溫度的功能，如果沒有發揮功能，製造性賀爾蒙的能力會降低，性機能也會降低。

以此觀點來看，日本人睡眠的模式，對陰莖和睪丸並無幫助。歐美人的習慣，是將房間保持溫暖，然後使用毛毯或薄被單，穿上薄的睡衣睡覺，或接近裸睡。至於日本一般家庭，是毛毯上再加蓋棉被，並且穿上厚厚的睡衣才上床，可謂是重裝備，這樣怎麼能調節溫度呢？

內褲、睡衣、毛毯、棉被等好幾層的斷熱材料，妨礙了體溫的散發，所以睪丸一直處於被保溫的狀態。

由於如此，所以有人追求將睡衣、內褲都脫掉之裸睡法。就是一絲不掛的將睪丸暴露於空氣中，採取盡量保冷的睡眠方法。以汽車的引擎來比喻，叫做空冷法。因此，能夠的話在有暖氣設備的房間裡，通年裸睡。但在嚴冬是比較困難的。不過在暖房中，可以做到全裸而蓋棉被的程度實行。

如果這種方法仍感困難的話，至少將睡衣前襟打開就寢，可以稍微解除悶熱狀態。本來在睡眠中脊髓的反射機能會較遲緩，調節陰囊溫度的機能也會降低，在這種狀況下還要保溫睪丸，實在是太不合理了。

雖然如此，但有些人對於裸睡還是有排斥感，認爲萬一晨間勃起被看到，不是很尷尬嗎?其實爲了達到目的，晨間有勃起，才能使睪丸機能提高。因此也是無可奈何之事，切勿只介意不雅觀的問題，應注重實用性爲要。

不穿內褲剛開始會覺得怪怪的。原因是日本古時候的人都穿丁字褲，是不將陰莖縮緊就無安全感的民族。其實現在應該改變觀念了。解放陰囊之舒適感，的確很舒服，只要養成習慣，相信就會欲罷不能了。

赧於啟齒—精力減退的煩惱 ⑯

可能是壓力之因，我晨間不會勃起，我年紀不大，但晨間無法勃起，希望能得到恢復之方……。

有輕度自律神經失調的人，幾乎都不會晨間勃起。人的神經，在夜眠時爲副交感神經所支配補給精力。白天則是交感神經發揮作用活潑的活動。這種轉換不能順利的人，會顯得頭昏腦脹，連夜裡也不能放鬆。整天精神萎靡，陰莖也不能勃起。這類型的人，在就寢前泡泡溫水，喝牛奶即可。泡溫暖的水，可以刺激副交感神經，而得到鬆弛感。牛奶也具同樣效果。由於熟睡可以活潑的補給精力，你所期待的晨間勃起，就能如願以償了。

同時在睡醒時，建議你在床上做手指運動。方法是握拳後再用力張開手指，或手指一根一根的活動一下。手指的運動能刺激交感神經，使本來副交感神經佔優勢的頭腦，轉換成交感神經活潑的頭腦。

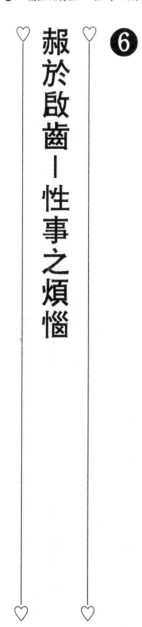

❻ 赧於啟齒—性事之煩惱

赧於啟齒—性事之煩惱❶

和同儕女友經過愛撫程度後，要正式進行性行為時，卻因為她還未濕潤而不能順利插入，因此對於無法順利進行而不安。

陰莖不能順利和女性的陰道結合，這是自古至今不變，很多人質疑的問題。這種古老的問題，想不到還是常常出現。不管性資訊多麼氾濫，這個問題仍然不減少也有其道理，具體的以女性爲對象短兵相接，但在實際經驗不足之下，當然得不到滿足了。

聽這些訴求陰莖不能順利與女性陰道結合的青年所言，多半會發現，他們不能順利進行是理所當然的，因爲問他們在何種場合進行性行爲，多半回答趁父母不在家，或者在某某公園等。

試想在這種不安全的情況下，即使性經驗再豐富，也很難順利進行。

焦急的想進行性行爲，一般而言，女性的身體多半尚未準備好，未能處於適於插入的狀態。女性因有所顧忌而無法濕潤，也是陰道處於緊張狀態使然。因而年輕人的陰莖才無法順利插入。同時不論是否經常觀看女性生殖器的照片或影片，女性生殖器有的較靠上方，有的較靠下方，各有其特性。焦急的只想插入陰道，不得其門而入的事情常常發生。

同時，如果雙方對於性行爲都不甚熟悉，則必須要採取和目前相反的行動才行。首先必須選擇能讓女性安心，解除警戒心的場所。例如到汽車旅館等較幽秘的地方。如果無經濟來源；要在家人完全外出，二～三天不回來時比較妥當。

另外，也不能猴急的只想插入，應慢慢的發點時間愛撫女性。好像這次的目的只是愛撫一般，盡情享受接觸之快感。經過長時間的愛撫，女性的陰道自然會濕潤到可以結合之程度。

聽年輕人說，女性因感到害羞，所以要求對方只脫掉內褲的例子相當多。可是如果能在令人安心的場所，不要急於插入，還是雙方裸裎相見比較好。正確的確認陰道口的位置，再加以充分濕潤，才不會發生失敗。簡言之，雙方的結合千萬不可過於急躁。

赧於啟齒—性事之煩惱 ❷

和女友做愛時，只要做抽送運動，她身體就往上移想逃避，所以無法得到眞正的快感。

缺乏性經驗的男人，以爲性只是抽送運動而已，並且認爲越激烈的抽送運動，女性會越有快感。

成爲這些男性自以爲是下的女性犧牲者不勝枚舉。女性因爲疼痛，所以身體本能的往上移動，可是男性卻以爲女性是過度的興奮所致，因此強迫的加以壓制而繼續做抽送運動。

抽送運動雖然能使男性得到快感，但是老實說女性卻不見得喜歡。因爲抽送運動和自慰相同，對於提高男性的快感有幫助，但女性的陰道，卻感受不到這種刺激感。

要讓女性有快感是給予外陰部的刺激。抽送運動這種動作，雖然有些效果，但只是少量即可。對於女性而言，抽送運動多半沒有效果，只是添加性疼痛感而已。

為了有效果的刺激陰唇，插入後切勿凶猛的活動。而將男性外陰部的恥骨密貼著女性的外陰部，只要少幅度動一動，女性就能得到激烈的快感。

為了證實這點，女性可以採取上位，讓女性掌握主導權便可知曉。騎在上方的女性，絕對不會採取上下抽送運動。為使陰莖能更深插入，女性生殖器會密貼著男性陰莖根部的恥骨，然後做前後運動，因為這種方式是她們深覺快感的動作。

由於如此，女性的生殖器會感觸到男性的體溫而倍覺舒暢。並且陰蒂和陰唇因得到適當的刺激，而獲得快感。

雖然如此，但最後要讓男性得到高潮，還是需要靠抽送運動。這時必須留意的是，陰莖刺激的程度與角度。如女性生殖器有靠上方、靠下方之別，陰莖也有上下之分，其勃起角度亦各不相同。因此，必須考慮能密接女性陰道的位置，或抬起女性的腿等方式，對準角度避免讓女性感到疼痛才好。要不然不舒服感會使女性的亢奮感頓時消失無蹤。因此，不管如何，女性若有不想摟住男性，而移向上方想逃避之狀，這即表示男性的性經驗並不成熟。

赧於啟齒─性事之煩惱❸

結婚六年了，但妻似不會經驗性高潮，我對自己的性能力有自信，可是不知何因總無法使妻滿足，妻是否異常？

「不論多麼努力，對性能力仍然不能產生信心」以這種心態來諮詢的男性相當多。可是認爲「對自己的性能力自信滿滿」的男性卻也不少。但是其實那些「自信滿滿的男性」反而容易發生問題，只是本人不自覺罷了。

例如問男性爲何有自信，多半說因熟知女性的性感帶，能巧妙的進行愛撫，或能甜言蜜語使感情更濃密等等。實際上在進行交合時（技術不佳或無插入），多半女性都比較喜歡這種方式的愛撫，所以能夠接受，也能獲得滿足。因爲女性得到滿足，所以男性才會自信滿滿。

像這般，對於那些「愛撫高手」「調情高手」，因過於相信自己的床上技巧而產生自信，這時問題就發生了。有些人是因對自己的陰莖或肉體有自卑感，亦或有更嚴重的情況，可能是幼兒時期的經驗所造成等等。因爲某些原因，對於想讓女性得到性高潮，有異常激烈的執著。如果一味只顧慮女性「有無高潮」時，本來是充滿樂趣的性行爲，可能會變成一件很痛苦的事情。

這類型的男性，在做愛之後，會去確認對方是否有得到快感。有些人甚至會在做愛中，若對方沒什麼反應，會禁不住的問，你有快感嗎？不然就會產生不安感。在這種情形下，女性即無法安心熱衷於性愛中。不僅情緒無法集中，精神也會渙散。在做愛中如果無法將一切緊張忘記，完全鬆懈下來，對於自己的性能力就難以產生自信，所以應該趕快排除掉這種心態。

另外一種「自信滿滿的男性」，是陰莖巨大的人。仍然信仰「越大越好」的巨莖神話，缺乏纖細感性的男性居多。所以這些男性都傾向忽視女性「感情」的性行爲。確實巨大的陰莖，在視覺上比較有刺激感，但女性卻無法得到快感相當的多。雖然已經結婚多年，但仍然不知妻子的性感帶，很多男性均陷入這種陷阱中。

赧於啟齒—性事之煩惱❹

過了三十才成家，結婚第二年，因妻子討厭性生活而煩惱。妻之生理正常，身體狀況亦佳，但卻拒絕行房。

最近結婚年齡有越來越增加的傾向。以前被認爲是「晚婚夫妻」的年齡，現在已很普遍。同時婚後仍然繼續工作者也很多。其結果是男性和女性，很多都對性存有「先入爲主」的情形。

所謂的「先入爲主」，以男性來說，受到性資訊氾濫的影響，一開始就要求對方做出各種姿勢（其中亦有異常狀態）的傾向。反之，女性隨著教養和工作經驗豐富，自視甚高，而以一種「輕蔑」的眼光來看待的也很多。因爲野生動物也有性行爲，可能把性行爲看成「下等動物」而無法排除厭惡感。

雖然有些女性對性並無偏見，但在公司裡，經常被迫而產生壓抑時，在閨房中即無法安心的讓對方擺布。這種無法排除之「無防備」狀態，可以說女性已成爲現代社會之犧牲者。

對這種女性而言，最重要的不是身體的愛撫，而是「精神的愛撫」。不需裸裎相見，也不需碰觸身體，互相玩樂取悅，進行快樂，安心之談話就好。將自己對對方感覺之魅力，毫不羞澀的說出來。或者聆聽對方天眞的話語，就能感到快樂。

其實這種心的交流，才是人類眞正的性。如果在情慾操控之下，只想追求對方的身體，的確與低等動物毫無兩樣。知性發達的人間男女，所進行的性行爲，應該更具知性才對。

像這般，相互認定知性之心的交流，不論是知性多麼高的女性，也會鬆弛其戒心，身體自然而然與對方接觸。但男性切勿壓迫對方接受自己的慾求，盡情去享受知性的嬉戲逗樂之趣。要不然知性女子上床後，就無法讓其知性得到滿足。因此，性行爲是絕對不可焦躁的一種美學與行動。

赧於啟齒—性事之煩惱 ❺

她除了正常體位外，絕對不允許其他姿勢。我想嘗試各種姿勢，但不知如何說服，請告訴我……。

最近無論在雜誌或錄影帶，有關的資訊非常豐富。所以難怪有人想嘗試各種有變化的姿勢。但如果站在女性立場來看，除了正常體位之外，不接受之原因，最多的是「羞恥心」作祟。這是性高潮經驗少，陰毛不濃密、個性淡泊的女性較多。如果對性積極的女性，會積極的想得到快感。也會樂意的想嘗試各種姿勢。但「怕羞」的女性卻與此相反。

對於這種女性，如果沒有給予心理準備，就要求她做各種體位，當然會遭到拒絕。所以首先要讓她沉醉於「快感的海洋裡」，如果目前只是一種體位也無所謂。讓對方百分之百的安心，在體驗幾次性高潮之後，不管多麼保守的女性，也會慢慢打開心扉，對性也會慢慢產生興趣。

習慣之後，讓女性充分的提高快感，再自然而然的改變體位即可。但如果是突然抽出陰莖說「我們改變這樣的體位進行好不好？」這是最差勁的作風，會使女性亢奮的心情，頓時消失無蹤。

例如從正常體位改爲騎乘位（女性上位）時，在正常體位下，溫柔的握住女性的手，讓女性上身抬起，使其成坐位，互相面對面。然後男性摟抱著女性慢慢躺下，使女性採取騎乘位。女性雖然有些羞赧感，但也不會再表示拒絕才對。然後讓女性轉變方向，男性自己起來，順勢轉變爲後背位，慢慢的一面調情，一面加以改變體位，以從容不迫之勢爲要。

可是像這般讓女性採取主動之體位，女性不會積極的扭動腰及身體，這時男性應經常當主導，刺激性感帶，使女性不致掃興最重要。讓女性得到過去從未曾得到之快感，身體自然會有反應，配合著男性的動作，有節奏的擺動起來。因此，爲達到這個目的，必須經常觀察，熟知，開發女性之性感帶。切勿盲目的相信一般的資訊，應該去了解對方女性之性感帶與嗜好，這是增加二人濃密關係的重點。

赧於啟齒——性事之煩惱⑥

從妻子生產之後，性生活即不順利。也會在做愛中出現萎軟現象，於是妻子懷疑我有外遇……。

一般而言，女性生產後，性生活不能順利的原因，男女雙方都有。

由於丈夫在妻子懷孕期間，均以自慰解決。然後期待著妻子生產後，能再開始進行性生活。所以很早就會有激烈的要求。但是妻子因生產的痛楚，身體尚未完全恢復，所以沒有快感比較多。

男性對於沒有興奮感的妻子感到失望，並且覺得和其期待感落差太大。對於妻子突然感到厭煩，由於如此，有些男性會想不開而背叛妻子。

可是在妻子方面，對於自己不能得到快感也感到失望。所以這個時期，容易因心因性而造成冷感症。其實女性的身體要完全恢復，必須在生產後三～六個月。因此，這段期間切勿過於急躁。假定感到失望時，切勿以為妻子的身體永遠不能再興奮了。

應該擁有一種心理準備，亦即想要重溫閨房之樂，必須在半年之後。因爲雖然醫學發達，生產比較輕鬆，但是嬰兒要通過陰道，也是相當大，相當困難。

基本上，有生產經驗的女性，對於性才能眞正的獲得啓發。女性在妊娠中，準備授乳與育兒，這時身體開始分泌一種濃毛性生殖腺刺激賀爾蒙（所謂胎盤激素）。同時因生產時經驗子宮收縮的體驗，由於如此，顧名思義，女性的身體方臻於成熟完美。所以從生產後，才開始深刻的體驗性的樂趣，會以全身去體會性之喜悅，並以身體表達出來。

古來有一句「女性三十如狼虎」，意味著有生產經驗的女性，對於性會有貪慾，切勿輕易去挑逗。

生產時因產道裂開而呈「寬鬆」狀態已成爲過去。現在如有這種狀況，可以加以縫合治療，使陰道恢復原狀。女性身體深度了解性之喜悅，會帶來更多的樂趣。

能擁有這個時期的女性之體，只是丈夫的權利，所以應更加期待，對於妻子給予精神上的安慰，切勿焦躁的只想享受翻雲覆雨之樂。

赧於啟齒—性事之煩惱 ❼

可能妻子性高潮過於強烈，當她發洩時，陰莖好像會被推出一般，結果引起妻子的不滿，我是否異常？

在性愛中，陰莖脫離的情形常常會發生。對於較濕潤的女性而言，當高潮來臨時，腰部會激烈的扭動，而使陰莖脫離。結果導致高潮感消失。

如果受到成人電影的影響，採取與衆不同的體位更會脫離。在色情影片中，男性時常採取複雜的體姿。可是事實上是很難做到的姿勢。

因此夫妻間若想應用，是無法成功的。因爲色情影片的體位，是爲了配合攝影機拍攝爲目的。因此男演員會不自然的抬高腰部，或者以半蹲的姿勢。同時男演員和女演員已經是這方面的專家，可說是奧運運動獎牌程度的技術。但一般夫妻之技術，只是社區運動會的水平而已，怎麼可以兩相比較。

意味著表演用的體位，和實際上的體位是迥然不同的。除此之外，陰莖會脫離的另一種因素，在性行爲中，女性的陰道內有很大的變化。開始交合時，陰道壁並不會擴張，但是隨著快感增加，一面脈動，一面會擴大起來。快感達到最高潮時，又會突然將陰莖縮緊，到了最後子宮會垂下來，陰道內部會更擴大，因此，如果不了解女性生殖器的脈動與變化，陰莖馬上就會脫離。

但是也有能預防這種情況的體位。例如，男性的兩肘放在女性的肩膀上，利用槓桿原理固定其上半身，就能意識到女性下半身的動作，而不會輕易脫離。

爲了相當程度的控制女性下半身的動作，自己的腳可以和女性的腳糾纏在一起。可是太過於固定女性的下半身，女性因失去自由，有時候不能得到高潮。因此，或者讓女性的腳抬高，或者讓女性自己抱住雙腿，也可以控制動作，這樣一來，陰莖就不會輕易脫離了。

赧於啟齒—性事之煩惱❽

結婚已四年，性生活正常，但是妻子不孕。經過醫師診察，是精子活動力不強為主因，有何方法讓妻子受孕？

對夫婦而言，不孕症是從古至今煩惱之肇因。古代有男尊女卑的陋習，所以無法生兒育女時，都把責任歸咎於女方。在日本將沒有生育的女人稱爲「石女」、意味著「不孕之女」，可以將不孕之妻休之。可是現在大家都已了解，不孕的原因，有時是女方，有時候是男方的問題。對於不孕的問題，解決方法有好幾種。

首先，女性爲原因的場合，多半是輸卵管阻塞而造成不孕。阻塞的原因，以前是結核症所造成，可是最近因披衣菌之性病感染爲原因的也有增加。但這些症狀以簡單的手術即能治癒，可以說不是很嚴重的問題。但現在比較多的現象，則是男子精子減少的問題。

當然這也是有個別差異，但一般而言，正常的狀態每一次射精，約有一億至十億的精子放射出來。畸型精子（任何人都有異常精子存在）爲二十％以下。一立方公厘中以六千隻精蟲的比例在游動爲最理想。一次射精若在六千～四千隻以下者，受孕機率就明顯的降低。

但是雖然精子數量足夠，可是精子活動力弱，受精率也會降低。例如最近所傾向的都是精子的活動力降低，以及透明質酸酶的機能降低所造成。如果是精子活動力降低，射精後，精子無法游動到卵子處，無法與卵子結合而受精。即使勉強到達，透明酸酶必須溶解卵子壁使精子進入，可是透明質酸酶力量孱弱，所以在卵子壁處已經精疲力盡了。

現代的男性精子減弱的原因，據說是日常生活受到各種壓力所造成。支配性賀爾蒙的腦下垂體遭受壓力後，會抑制睪丸的機能，因此所製造的精子也很衰弱。由於精神上的壓力，腦下垂體之作用爲原因，而使精子很衰弱。其他如酒、香菸、刺激性的嗜好品等，都會使睪丸功能降低。所以還是稍加節制比較好。如果維持一年以上還未能懷孕，就應該找專門醫師協談了。

赧於啟齒—性事之煩惱 ⑨

我雖是男性，但乳頭卻異常敏感。如果沒有撫摸乳頭就不會勃起。但又不敢要求女性撫摸此處，所以擔心我是否異常。

自己是男性，可是乳頭非常敏感，很多人以爲自己異常而常來諮詢。下面介紹一個例子。

他最喜歡初次體驗性行爲的女性愛撫他的乳頭，所以每次做愛時，如果沒有女性刺激他的乳頭，就得不到快感，因此自以爲是變態而煩惱。

其實男性的乳頭敏感，並非不可思議之事。只是自以爲乳頭應是女性的性感帶，這是一種錯覺而已。其實男人也和女人一樣，只是不像女性那麼敏感而已。有很多女性喜歡男性撫摸她的背部，因爲會有強烈的快感，可是其實男性的背部也相當敏感。

由於性行爲受到心理感受的影響很大，常常自以爲那個部位敏感，那個部位就會比以往敏感。所以可能由某種動機而自感乳頭敏感的男人，在性行爲之中，就以乳頭為其重點，這種情況不足為奇。

以一般的傾向而言，人到了中年以後，性感帶會從下半身轉移到上半身。這當然也有個別差異。但這種情形與陰莖之勃起有關。

年輕時都是以陰莖的感覺為主，進行性行為時，以陰莖為性感帶，認為能夠射精就好，其他都無所謂。但隨著年華老去，陰莖也會逐漸衰退。可能是彌補作用，相對的上半身也會加強性感帶的作用。

必須要知道，性並不是依靠射精而已，例如和伴侶相互享受肌膚之親，以長時間的耳鬢廝磨，綜合性的提高性之滿足度。

因此，乳頭會敏感，其實並非異常現象，反而應該慶幸性感重點又增加一個才對。所以應該告訴對方，讓她為你愛撫，使你得到適當的刺激，更能享受濃密的快樂。

赧於啟齒—性事之煩惱 ⑩

本人有強烈的體臭，尤其性器味道更濃。在公司總覺得有人在背後批評、一般很是懊喪，有無除臭之方？

擔心性器氣味的人很多，但沒有不臭之性器。這是包括男性、女性共同之特徵。既然均屬動物，性器當然會發出臭味。但人類和其他動物最大的不同，就是只有人類才會討厭這種臭味。尤其對最近成爲話題的「清潔症候群」的人來說，陰道的臭味是最大的敵人。如果有人發出這種臭味，簡直是天下一大事。

最近「清潔症候群」的一種特徵「晨間洗髮」成爲坊間話題，但是只有洗髮而已，並非全身都洗。所以女性的性器應該也會發出臭味才對。但是他們在和男性做愛時，卻不允許對方的性器有臭味。由於如此，男性才開始介意自己的臭味，從此「清潔症候群」逐漸傳染擴大。

現代的人對「體臭」那麼強烈的關心，也可以解釋爲對性的關心越來越高。如以往性未被開發的時代，這些話題都不曾被提過。現代人對體臭敏感的反應，可能是一種自然趨勢。但不要將這種「症候群」看成疾病，而是積極採取對策最要緊。

最有效果的對策是「晨間淋浴」。不要只洗頭，應該全身都洗。以最清潔的狀態做爲一日之始。不僅可以解除臭味，也可以解除精神上之不安，而且也不易罹患疾病。同時勤換內衣褲也很重要。陰囊爲冷卻睪丸部位，因此常會流汗。所以內衣褲比其他衣服更應勤快換洗。

或者常常灑上古龍水，也是消除不安的方法。至於包莖的人，應該把恥垢清除乾淨。同時勿憋尿等，也是可以控制臭味之行動。如果一直憋尿，不被排出的老廢物，會和汗水一起分泌出來，而使體臭更強烈。所以應勤快去廁所排尿，排尿時，連陰囊一起暴露於空氣中，讓濕氣能夠乾燥也是很有效果。

赧於啟齒—性事之煩惱⑪

與她之性生活已習慣化，覺得約會時做愛過程太無聊，上床也不覺新鮮，有無方法可增加刺激感。

最近的年輕人，離合迅速。很快就發生性關係，但很快又覺厭倦。

這是個萬事便利的時代，確實如此。但是一直過著這樣的生活，是不是太呆板化?本人會覺得有趣嗎?其中有些認眞的人，對於自己很快的厭膩對方感到奇怪，所以來諮詢是不是性方式出了問題。

現在的年輕人，一見面就發生性關係，好像代替寒暄一般。同時性行爲一插入就結束，情況單調的人很多。因爲他們年輕，覺得是理所當然的事。在上床前，稍微享受一下肌膚之親，互相的感情會更加濃密。但是年輕人對這方面完全不會去顧慮。

以下介紹的方法，是指導陷入倦怠期的夫妻，頗有效果的方法。就是在性行爲之前，耳鬢廝磨，互相刺激彼此穴道的「指壓遊戲」不僅可以得到肌膚之親，得到愛撫，也可以強化下半身。

方法是，女性扶著男性的頭左右轉動，直至有疼痛感程度。這種方式脊髓的神經會得到相當的刺激，腦部也會輕鬆起來，對於勃起力有很好的影響。

接著男性俯臥下來，讓女性指壓其後頸上端，左右髮際凹處，稱爲「頸窩」的地方。或者在臀部裂紋附近之穴道加以按摩也可見效果。這時男性兩腳向後舉高，可以加強反射性勃起。

除此之外，如果不懂穴道的位置，不論按摩肩膀也好，按摩腳部也好，在互相交替指壓中，聊起適當有趣的話題，不僅可了解對方的心情，也有一種自然愛撫效果。

這可以說是性行爲之「心的準備體操」，只要五分鐘做這種暖身操，倦怠感會頓時消失。這時就能以新鮮的心情去做愛了。

赧於啟齒—性事之煩惱 ⑫

我是個國中生，同學們談起女友韻事都顯得很快樂，可是我卻毫無興趣。但是對強壯的男性卻充滿好感，我是否異常？

國中學生身體越來越成熟，越來越有男子氣概，可是精神上卻屬於未成熟的階段。所以還不是完全成熟的男人。因此嗜好方面都還不屬於固定時期。

至於性衝動也是以精神性爲中心。對象很廣泛，因此各種各樣對他都有吸引力。例如喜歡長髮女性時，一看到長髮女孩就會有性衝動。反之，若喜歡男性化的女孩時，性衝動也會轉變方向。可是也許不到數月，嗜好卻又改變了。或者對他人所喜歡的對象，突然關心起來等等，亦即這段變化多端的時期，等於「性憧憬」排洩慾之時期。

在這種情況下，例如對自己身體有自卑感的男孩，憧憬肌肉發達的男性是不足爲奇的。不僅對於學校瀟灑的學長，對於有性格的演員也會產生高度的關心。

如前述，現代的男性，對性衝動的問題，有時會複雜化。在這個時期容易有同性戀傾向。但是長大後，對於憧憬與性衝動會淸楚的區別，可是在未分化之前，容易有這種傾向。

現在來訴求這種煩惱的男子會增加之因，是由於這種「異常」現象，在環境上不再像以前那樣有各種掩飾體，而成爲表面化所造成。那麼爲何男人不能喜歡男人，有何不對？確實這種來往也是正常。

不論如何，在這段時期被同性吸引，而自認爲有同性戀傾向的想法是不對的。但是如果再進展下去，有時候可能會變成眞的。事實上，依靠同性的手經驗初次射精的男孩子很多。對於自慰的快感和對男人的性衝動混淆不淸而沉迷下去。因此在自己未確定之前，還要等待一段時間，切勿產生性關係比較好。

赧於啟齒—性事之煩惱⑬

我常到SM俱樂部（加虐、被虐俱樂部），對於積極的女性才覺得有吸引力。喜歡她虐待式的性愛，我是否有被虐待狂？

將在被虐待的性愛中感到興奮的稱做「被虐」，以虐待他人而得到興奮的稱為「加虐」；而把這兩種行為視為「變態」者，是一種落伍的想法。因為每個人多多少少都有這種傾向（或者兩者都兼備也不少），可以說這才是人類正常的狀態。以世界觀而言，在先進國家同性戀已非「變態」。而亦擁有公民權。（但在日本仍然是一大禁忌）。可是最近SM卻已成為普通的話題。

以我的觀點而言，無論是S也好，M也好，自己尋找對象自己去享樂就好。自以為是異常，而把心封閉起來，才會演變為嚴重的問題，應該努力的，輕輕鬆鬆的去享受自己的快樂就好。

❼ 赧於啟齒—自慰的煩惱

赧於啟齒—自慰的煩惱 ❶

我在考上大學之前，從未自慰過。想自慰也不知如何進行。這是異常嗎？對今後有無壞影響？

如今的社會，正處於性資訊氾濫的狀態，一般的成人均認為，孩子們早期就知道自慰這回事。可能從開始製造精液就開始進行了。可是事實卻不一定如此，因為有些孩子以為用手指壓壓龜頭，稍微有點快感即為自慰。這種想法實在令人感到訝異。

其原因有數種。其中之一是，在過去的年代裡，居住的環境可謂雞犬相聞，其中年紀稍長或早熟些的男孩，基於好奇心所使，會指導想自慰的孩子自慰的方法。或者進行射精射遠比賽。可是現在已不若從前，許多小孩從小就上補習班，至於在補習班，當然不可能指導這方面的知識。因此在該懂未懂，缺乏認知資訊之下就成長了。另對現在獨生子家庭增加，也是其中原因之一吧！

現在不用再說明，各位也應該知道何謂自慰吧！亦即為了得到性快感，而刺激自己性器的行爲。但這個名稱取自舊約聖書上出現的人物歐穠（ＯＮＡＮ）。而一七六〇年由瑞士的醫生提索所命名。至於英文稱Masturbation，日文叫做自慰。如果是健康的男孩子，到了適當的年齡就會產生性的慾求。因此刺激自己發洩出來，是極爲自然的事。

自慰的方法有好幾種。包括用握住陰莖上下摩擦的傳統摩擦式的方法。或者選擇其本人感到最舒服的方法即可。

性亢奮達到高潮時，從尿道會分泌出一種卡帕比的透明粘液出來。但實際上有些年輕人，以爲這就是精液，一分泌出這種液體，錯以爲是射精而停止射精。所以說雖然性資訊那麼氾濫，但青少年能了解的程度，也不僅如此而已。

通常直到中學三年左右，會經驗到伴有射精之自慰。但中學、高中拚命用功讀書的年輕人，上大學之後還不知自慰的方法。有些人只不過是以陰莖去摩擦枕頭而已。

爲了使性器官正常發育，爲了做好性行爲的準備階段，可說自慰是男人一生當中，不可或缺的一種行動。

赧於啟齒——自慰的煩惱 ❷

約三年前，即使自慰後還會再度勃起而令人困擾。可是現在以自慰射精，卻不能像同學射那麽遠，是否因自慰過度而機能衰退……。

從會夢遺的程度，在性方面成長之後的陰莖，到了中年回顧以往，簡直是令人無法置信。年輕時精力旺盛，不管如何，只是一點性的刺激，就會使陰莖感到疼痛般的勃起。即使一天自慰數次，可是只要有新的刺激，就會再度勃起，至於射精也是如此。並不像中年人那樣，只會滴下幾滴，而是能進行射遠比賽之強勢。顧名思義是猶如發射一般的發射出去。

正值青春期的身體，恢復力非常強盛。由於陰莖力量如此強，所以在青少年時期，容易陷入過度自慰的狀態。雖然很年輕，但還是有體力的界限。可是由於對性的興趣，和一時的興奮，容易使人超過界限。

因此，年輕人會失去射精的強勢就不足爲奇了。所以不妨刻意的停止自慰二、三天就能得到印證。馬上就能恢復以往強烈噴射出去的情形，不用擔心。

但是我想讓年輕人了解的問題是，切勿一天射精多次，而是從開始直至射精之過程，應多加以重視才好。

當然，性快感之最高潮可說是瞬間之射精，是值得追求的。但若只追求射精，只能得到快感，其他並無益處。例如前述多次，性意識是由大腦所支配，因此趁年輕透過自慰，應多鍛鍊想像力。

利用豐富的想像力，在腦裡描繪出女體之神秘與魅力，而使陰莖勃起。切勿只一味的摩擦陰莖，盡量依靠由內心湧出的興奮，自然到達射精的過程才射精的話，對於以後的性生活有很大的幫助。

一般而言，結婚數年之後，不管是多麼心儀而結婚的女性，經過婚姻的洗禮，變成黃臉婆後而喪失了新鮮感。因此，若是男性能發揮想像力，擁有從內心湧出對性之興趣，即使以黃臉婆爲對象，也是很有魅力的。這種想像力對女朋友亦相當適用。

赧於啟齒——自慰的煩惱❸

以前勃起迅速。但最近若沒有一面看色情錄影帶，一面用手強烈的加以刺激則不會勃起，是否因自慰過度而喪失功能。

其實在自慰被視爲罪惡的時期，有關自慰的優點仍然被列舉出來。例如能治療包莖，或者能成爲實際性行爲的模擬練習等等。

可是現在有性方面煩惱的年輕人，一般感到困擾的問題，卻是自慰不全然能成爲做愛之預習演練。亦即自慰本身成爲目的，不管自慰行爲多麼熟練，實際上和女性做愛時，完全不能應用的傾向。

可見得現在的年輕人，比過去年輕人較弱之處即爲想像力。過去的年輕人所能得到的「色情照片」，以現在的人看來，只覺得可愛而已。因爲頂多是女性胸部的特寫罷了。因此在頭腦裡必須充分的發揮想像力，幻想和女性做愛或者自慰。

可是現在想像力已經很落伍了，可以說完全不需想像。坊間有眞槍實彈做愛的錄影帶出售。除此之外，還有各種刺激強烈的道具存在。因此要進行自慰時，完全不需要加入想像力，只是依靠手的刺激，摩擦陰莖射精而已。

由於太習慣用手刺激，在缺乏想像力之下，產生了某一種陽痿的青年出來。另外一種是因爲習慣強烈刺激之自慰，而實際上和女性做愛的刺激，會有不太滿意的傾向。亦即因習慣用手強烈摩擦陰莖而射精，依靠女性陰道物理的刺激則不會射精。因爲女性陰道的刺激，只是微弱的粘膜刺激，並非強烈的刺激所致。

現在年輕人的自慰方式？常常呈現這種缺點。爲了治療而使陰莖健全，切勿依靠色情片強烈的刺激，例如看穿著泳衣的美女照片，而刺激想像力，不使用手而使陰莖勃起的訓練最好。然後有了女朋友之後，遠離其他刺激物，只熱衷其身體，去享受陰道微妙的刺激吧！

赧於啟齒─自慰的煩惱 ❹

幾乎每天都進行自慰，但偶爾精液中含有血液，是不是有疾病？或者是因自慰過度所致。

這種情形很少見。但有時精液中含有血液，有時不只是精液中含血液，而是全部的精液都是鮮紅色。因此通常有這種經驗的人，都非常震驚，而趕緊就醫。自己感覺是很嚴重的疾病，卻找不出異狀，只被交待「三天內停止自慰看看吧！」

也就是說這是自慰過度的現象。一天自慰好幾次，前列腺和精囊腺經常處於充血的狀態，這些器官都是非常精緻，加上有這些負擔，有時毛細血管會斷裂而出血，因此，精液才會含有血液。同時尿道裡側有細細的筋，如果因自慰再加上過大的刺激也會斷裂，有時會錯覺精液中有血液。

如果精液中含有紅色液體，應該警覺是自慰過度所發出的警報，忍耐幾天就會自然而癒。

精液含血稱爲精液血症。有時並非只是自慰的產生。例如前列腺發炎所引起，或者不知不覺中產生結石，傷害粘膜而出血。亦或罹患前列腺癌，但這種例子極爲少見。

如果曾罹患過淋病之尿道炎的人，即使已經痊癒，但是以前發炎處還殘留傷痕，這種人如果自慰，尿道充血，血管的舊傷痕就會裂開，使精液含有血液。或者慢性尿道炎者，精液中也會含血液。但是這些情況，所謂含血的精液，只在精液射出的最後部分會出現，這是可以判斷的特徵之一。

如果是發炎或腫瘤爲其因時，會產生下腹部或陰莖疼痛之自覺症狀。因此除了找專門醫師外別無他法。或者因出血停止幾天後再自慰，可是依然有出血症狀，就必須疑慮有疾病產生了。

赧於啟齒—自慰的煩惱❺

我在四十歲之前似是單身漢，但最近已論及婚姻。對方女性想要生育，但我因自慰過度精液稀薄，能否生育呢？

有些人因習慣自慰，常在不知不覺中，用手去觸摸下半身。雖然現在的人，不會像前些時代將自慰視爲罪惡，但是對於自慰過度仍然會介意，所以現在這種問題之諮詢，可以說屢見不鮮。

結論是，自慰過度者精液變薄是理所當然的。所謂的精液，是前列腺液和精囊液、睪丸液、尿道粘液一起結合起來排出體外之體液。一次排洩量通常在三CC（一茶匙）左右。

在這些體液中，前列腺液占最多量，成爲被形容「青草般的氣味」「栗花之氣味」一般精液氣味之源。精液的成分是由水分、蛋白質、精子、礦物質、鈣質、透明質、酸酶所形成。精子一次的數量大約在一億至十億之間，但也是因人而異。由於射精的次數，和身體狀況不同而有異。

亦即表示精液的成分，都是人類身體所製造而成。因此若自慰過度、頻繁排出精液，生產會供不應求，成爲無粘性、淡如淸水之精液。這也是很自然的不足爲奇。並且精子的數量也會減少。

由於如此，這位單身男性才會擔心不能生育而忐忑不安。其實解決的辦法很簡單。只要忍耐幾天強制排洩精液，讓它儲存體內就好了。

儲存幾天後，再進行自慰就可一目了然了。被射出的精液粘性強，其顏色比練乳更潔白，這就是正常「濃度」夠的精液。至於來諮詢的男士，平常一天自慰一次，到了週末有時一天二、三次，以年齡而論是自慰過度了，當然精液供不應求了。

至於精液之濃淡，也可依靠這種方法來解決。但是我擔心將近四十歲的人，只有自慰的經驗，眞正做愛時，女性的陰道，和自慰時手指的刺激，是迥然不同的，所以正式做愛時可能無法順利進行。但是習慣後也能解決。因此在婚前以精液的濃淡度爲基準，避免過淡的程度，適當的自慰最要緊。

赧於啟齒—自慰的煩惱❻

因為覺得自慰比做愛更舒服，所以和她做愛後，還會再自慰，這種情形是否異常。

最近這幾年，結婚後還無法改掉自慰習慣，而前來諮詢者有增加的傾向。一般結婚之後，男性還會有自慰情形者，只限於妻子懷孕或長期住院。最近不同了，我去探求其原由，才發現這樣的事實。

聽一些年輕人的訴求，才知道並非討厭和女性做愛，即使是交合插入陰道，仍然不會射精，只有自慰才能獲得滿足。總而言之，是認爲陰道的觸感與刺激已經不夠。現在的成人電影、色情片，任何人在坊間都買得到。同時周遭也充斥著性的刺激物。連普通的週刊、雜誌也都相當熱烈的刊載裸體相片。年輕人接受了這些性刺激，也是沉迷於自慰的原因。

進行自慰時，用手握住陰莖刺激陰莖的年輕人居多。習慣於用手強烈的刺激。女性陰道微弱的刺激是無法得到滿足的。因此與女性做愛後，還須以強烈的刺激來做總結，可以說已患了冷感症。

爲治好這種症狀，忍耐不自慰最好。如果無法馬上停止，就改變自慰的方法。再慢慢接近女性。並不是用手強力的握住陰莖，而是手上抹潤滑油、面霜、乳液等，盡量輕柔的刺激陰莖就好。由於輕柔的刺激，會使陰莖恢復以前的狀態。那麼被稱爲冷感症，已鈍化的陰莖就能更敏感。對於女性陰道的柔軟、溫暖、微妙的陰道壁的活動加以感覺。簡言之，陰莖能感到陰道美妙的刺激。

也許各位會覺得，這樣的自慰方法不會有快感。但這只是錯覺。使用手輕輕握住而活動摩擦，比強烈的刺激，更能舒暢的射精。同時這種感覺和陰道的觸感接近，因此可做爲模擬之體驗。

赧於啟齒—自慰的煩惱 ❼

我是重考生，每天集中精神用功十小時。前些日子因為覺得精神散漫，而進行自慰。可是最近已沒有興趣自慰，到底有何問題？

如果是重考生，不想自慰的程度，而能集中精神用功讀書是非常了不起的。

我們人類如果能夠集中精神做某一件事，對其他事就不會多加注意。這可以說是因爲交感神經已經習慣用功這件事，亦即大腦已經忘了性感覺的存在。可是對重考生而言，忍耐一年半載就可解放，所以只要能持續用功就好。

但其實對陰莖而言，是毫無益處的。可以說是處於一種心因性的陽痿狀態，而被強烈的壓抑所控制。假如從早晨起床後，就只熱衷於工作和功課，多半在下午三時疲勞已臻高峰。體溫升高，交感神經也是最緊張的狀態。

頸部附近淤血，感覺疲勞與酸痛。如果是男性下半身可說處於最糟糕的狀態。交感神經最緊張的狀態，意味著支配輕鬆以及陰莖機能的副交感神經極度被壓抑著。

交感神經不能忍受那麼長時間的緊張，因此集中力會降低，工作效率也會跌落。所以一般在工廠裡，下午三時都有休息時間。其理由就是缺乏集中力之下操作機器太危險了，所以有十五～二十分鐘的休息時間。

其實男性的下半身也需要給予輕鬆和休息。要不然大腦與性感覺的聯繫會遲鈍化。因此，到了下午三時，假裝要去小解，到廁所去最好。

然後以手掌捧著睪丸，輕輕握住又放開，持續反覆這個動作，可使睪丸的淤血排除，並使睪丸機能恢復。接著握住陰莖的根部來回轉動畫圈。依靠對陰莖物理的刺激，使性中樞恢復性感覺。

像這樣給予性中樞刺激，能使交感神經得到休息。並可使工作效率提高，可以一舉數得之效。

赧於啟齒——自慰的煩惱 ❽

我常自慰，可是自慰之後頭腦昏沉沉，不想做功課，是否改掉自慰習慣比較好。

射精後，人的反射機能會弛緩，亦即人的頭腦會處於昏昏脹脹的狀態。的確不適於思考或記憶等之功課。

由於如此，以往的人都認爲自慰的人頭腦會變差。但現在的人不會有這種無常識的說法。射精後任何人的頭腦都會有昏昏的感覺，但是一段時間就會恢復，如此而已。

射精之後有一段時間頭昏昏，但這種感覺反而很舒暢。可是不做功課不行時，不要一直保持這種朦朧感，如果想早點恢復精神，切勿躺下休息，站起來活動反而容易恢復。

在家裡走走也好，到公園走走也好，十分～十五分鐘後就能使頭腦恢復，由於情緒已經轉移，反而能提高效率。

脊髓的反射機能會引導射精作用，人如果站立活動時，就會刺激其部分。結果能從射精後的弛緩，很快的恢復原狀。當聽過有人說，背英文單字時，要一面走動，一面背誦，就是這個道理。由於行走會刺激脊髓，能使頭腦活性化。

雖然走動走動可以很快恢復精神，但如果自慰過度，仍然會積存過多的疲勞。為此，我也常常接到諮詢。詢問進行幾次自慰最恰當，但這是因人而異並不能一概而論。我曾經從小學生到成人做好幾階層的分類統計，結果還是有很大的差距。

因為無論哪個年齡層，有些人一天不自慰二～三次不會滿足，可是有些人平均十天一次就滿足。每天一次和每週二～三次的人，占全部的七成左右。但也無法說明哪種程度最適當。

如果一天一次會感到疲勞的話，那麼改為二日一次就好。或每週末一次覺得很舒暢的話，就依此為標準就好。不管如何，以疲勞不隔夜為基準，最適合自己的次數為決定的方法。聽朋友的次數而仿效，或自以為次數比朋友多而煩惱者是庸人自擾，以自己的狀況為基準去做決定就好了。

赧於啟齒—自慰的煩惱 ❾

坐在書桌前一會兒，就開始性致勃勃，無法集中精神讀書，不知不覺中打開色情書籍，此時是否可以自慰呢？我感到很煩惱。

準備聯考的應考生，以及自慰的煩惱有著很密切的關係。想開始用功時，突然性慾衝動無法壓抑下去，關於這種問題來諮詢者不在少數。

他們來找我商量有無解決的方法。其實這有兩種原因很難解決。十八、十九歲的年齡，只有一些小小的刺激就會使外褲隆起，是屬於勃起力旺盛的時期。但像這樣的性衝動，不能夠一直以理性來加以壓制是其一。

其二是一種逃避現實的心態。本來我們就無法從早到晚一直集中精神用功讀書，而無集中時其心理狀態，就是不知不覺中想辦法來逃避。

同時一想到要面對書桌讀書，例如以前並不想看的小說，突然產生興趣想要閱讀。逃避用功的心態，會朝著另一種方向去進行。

十八、十九歲的年紀，想逃避的方向，當然是朝向自慰了。於是在不知不覺中拉下拉鍊開始玩弄陰莖。可是自慰後，頭會昏昏的，所以就拚命自制，勉強開始讀書，相信很多人都有這種經驗。

我認爲想要做的行動，拚命忍耐也無法集中精神用功。既然如此，做喜歡做的事就好。也許自慰後頭會昏昏的，但休息一下，如前述做輕度的散步，頭腦就會清醒。其疲勞對於讀書應該不會有阻礙才對。只要讀書就會湧出這種妄想，表示自己對讀書已經有厭膩感，因此豪放的射精一次，使身心得到放鬆，反而能集中精神讀書。

但切勿過度。絕對不能有過度疲勞的次數。而把它當作讀書厭煩時，心情調適之方即可。所以在這種場合，爲了要舒暢的射精，不要去介意早洩的問題。只要熱衷於能夠提高射精感之自慰，一口氣射精就好。那麼就完全不會疲勞了。

赧於啟齒—自慰的煩惱⑩

採取性感馬殺雞就能舒暢的射精，但進行自慰時無法得到這種快感。於是經常出入風月場所去找人按摩。這種情形該怎麽辦？

前述，最近遲洩的年輕人，有越來越增加的傾向。其原因只因爲周遭很容易接觸到性刺激，而變成一種習慣。同時依靠外來的刺激，而使頭腦的妄想力降低，也是一種原因。

到風月場所去找人馬殺雞，當然比較能舒暢的射精。因爲服務的女性，都幾近全裸的狀態，並且使用手或口來刺激陰莖，因此勃起力旺盛的年輕人，當然能夠舒暢的射精。

可是要自慰時，因爲想像力不足，結果不能舒暢的發射出來。只好又到按摩院，依靠他人來使自己射精，於是陷入了這種惡性循環之中。爲了治療遲洩，鍛鍊頭腦是最好的方法。切勿只依靠物理性的刺激，而必須依靠訓練心理的興奮，使自己能順利射精的方法。

除了一面做如此的訓練之外，另一方面也要培養容易發射的習慣。下面介紹一種非常簡單的方法。前述，前列腺與射精有密切的關係，因此刺激前列腺到射精之時間必須大幅縮短。

有時醫院也依靠這種方法來使患者射精。但不是醫院經營按摩院，而是爲了檢查無法生育的男性，必須檢查男性的精子。這時會要求他到另一個房間自慰，然後帶精液來檢查。可是在那種場合會緊張不易射精。此時醫師就會把指頭插入肛門，刺激前列腺使其射精。

但並不一定要把指頭插入。性器與肛門中間稱爲會陰部，這個地方最接近前列線，用另四隻手指頭刺激此處，會很快就射精。

刺激的方法，是以手的另四隻指頭壓著會陰部。一直使用這種方法訓練，就會成爲容易射精之體質，可以將遲洩的症狀治療好。有些按摩院因懂得這種竅門，會採取刺激客人前列腺的方法，也使客人容易再上門。如果不能靠自慰順利射精，和女性正式做愛也無法射精。所以應先鍛鍊頭腦才是上策。而且了解這種方法亦有利無弊。

報於啟齒—自慰的煩惱⑪

我是十九歲的學生，在有自慰習慣之下，一個月還夢遺二十次，是不是異常？

到了我這種年紀，假使禁慾一週，也不會夢遺。因此聽到年輕人因夢遺次數過多而煩惱，實在令人羨慕。年輕人擁有強烈的性慾是極爲當然。因此以這個角度來看，夢遺是一種自然的生理現象。

本來有進行適度的自慰，就不會再有夢遺，即使有，次數也會減少很多。因此已經有自慰習慣，如果一個月再夢遺十次以上的話，可能有些異常了。因此身體會感覺疲勞，常年感到困倦，對讀書與工作都會造成阻礙。

因過度夢遺而煩惱者很多，因頭腦常常疲勞而陷入過勞狀態，而遭到自律神經失調的人也不少。由於如此，腸胃功能減弱，變成容易下痢之虛弱體質。另外因無法入睡而陷入睡眠不足的情形亦常見。最後造成容易煩躁的體質。因此，這種情形不能只視爲自然之生理現象，而不加以治療。

產生夢遺過度的狀態時，只要稍微留意日常生活就能治療好。首先在白天適度的活動身體。例如快步走，或者下課、下班後做一些運動，可幫助入睡。夜晚不喝咖啡、紅茶等刺激性的飲料。多半的人只做到這個程度，就已經痊癒了。夜晚能熟睡就能消除腦部的疲勞，自律神經正常的活動，由於做運動能強化虛弱的體質，不會因輕微的性刺激就洩精。

至於鍛鍊肛門括約肌，是爲了防範過度的夢遺。鍛鍊括約肌可強化內臟，也能得到改善體質的效果。鍛鍊括約肌不僅可控制射精，也能加強射精管閉鎖筋的力量，因此可以防範夢遺。

鍛鍊的方法很簡單，無論是走路時，讀書時，每天做縮緊肛門運動三十秒，就能強化括約肌和閉鎖筋。

赧於啟齒—自慰的煩惱⑫

進行自慰時，如果想像被強壯的男性肛交，就能舒暢的射精，我是不是有同性戀傾向？

進行自慰所想像的素材，最能反應每個時期對性的好奇心，所以非常有趣。其實任何人都是這樣，對於想像的素材，逐漸會有些變化。例如曾經對年輕活潑少女的吸引而興奮，可是在某個時期，對成熟女性比較有興趣。有時甚至對ＳＭ（加虐與被虐）感到好奇等等，興趣反覆的在變化。其中會出現同性戀的畫面，其實也是很自然的，因此，將自己視為有「變態」嗜好是一種錯誤的想法。

多半的男性，都會憧憬很強壯的身體，其憧憬過於強烈時，會和性慾連貫在一起，而促進性妄想。同時對應心目中強壯的身體，以虐待自己較弱的身體而獲得「高潮」的人很多。由於這些被虐的嗜好，而產生了肛交的妄想。

最近有關同性戀的諮詢，有越來越增加的傾向。這正表示對同性戀的排斥感越來越減少。雖然和歐美比較起來遲了一些，但是在日本，對於同性戀之忌諱，已經慢慢解放。所以和過去不同，在沒有強烈排斥感之下，而產生的好奇心環境。

本來，自古以來(太古時代)同性戀就已存在，並非不自然。近代因宗教觀、倫理觀、道德觀等之約束，而被視爲一種禁忌。因此擁有這種性癖的人，都會悄悄的隱藏起來而產生自卑感。其實擁有這種自卑感，對身體才有害處。

有這種問題的人，其興趣與好奇心比他人強一倍。但在實際上與女性的關係，和人際關係擁有強烈的恐懼感與排斥感的男性，卻越來越增加。雖然有性慾，卻無法實現化，所以會感到煩躁，而產生之妄想力越來越擴大。結果發展到偏激方向的例子不少。

已到了三十歲的人，不應只以自慰來滿足性慾。不要覺得麻煩，必須積極和女性接觸最要緊。如此一來就不會太偏激，自然而然會排除掉不安感。

赧於啓齒的男人煩惱

單身漢的自慰、頻度和方法

（對象者400人）

頻　度	%
每天做	6.0
每週2～3次	23.0
每週1次	33.0
10天1次	24.0
半個月1次	8.0
一個月1次	4.0
不太做	2.0

自慰的方法	%
一面看色情錄影帶一面做	47.0
一面看春宮圖一面做	29.0
一面看小說一面做	8.0
不看任何東西	16.0

❽ 赧於啟齒—疾病的煩惱

赧於啟齒—疾病的煩惱❶

聽說只要接吻就會傳染性病，因此害怕得不敢與女性親近。請告訴我性病的可怕與種類。

最近有關性病的諮詢越來越多。性開放的時代，風月場所的氾濫、年輕人對性病的恐懼也相當普遍。

以前將做愛得到的疾病稱為性病。將梅毒、淋病、鼠蹊淋巴肉芽腫、軟性下疳等四種疾病，稱為法定性病。其後，因醫學的進步，因性行為傳染的疾病，又有新種類。

披衣菌、性器疱疹（尖形濕疣）俗稱菜花、傳染性軟屬腫、陰虱等。除此之外，結核和肝炎、或者愛滋病，皆由性行為所媒介之疾病。總括性行為感染症稱為（STD）。

提到性行為會感染的疾病，一般人均想像陰莖插入陰道才會感染。其實口交和深度接吻也十分危險。進行口交時用舌頭來舔陰部，對方口中之菌，會從尿道侵入而感染。這和沒帶保險套做愛是相同的。

接吻時，只是唇與唇輕輕的接觸，那種法式接吻是在被容許範圍。但深吻時互相吸吮，容易產生小傷口，而細菌就由此傷口進入。

有些年輕人以爲性器沒有直接結合的馬殺雞，是不太會感染的，其實也是很危險。在那種場合，感染淋病、梅毒、披衣菌的可能性很大。因爲沒有完全殺菌的手，一個接一個的做相同馬殺雞的行爲，就像工廠的傳送帶一般的輸運病菌。

那麼，不是風月場所的女郎就沒有問題嗎？其實現在已經沒有所謂的歡場女郎和良家婦女之分。每個人都能充分享受自由的性生活。因此乍看之下是良家婦女，但也不知其底細。由於感染管道複雜化，也不知是誰傳染給誰。

現在性行爲感染症，一般年輕男女也急遽增加。多半的患者都在十五～二十歲左右。在幾年前，有關ＳＴＤ感染者中，未滿二十歲者，只占個位數。可是現在已經到達二十％了。這些疾病的可怕，在於曾經感染疾病者，也無法產生免疫力，而且會重複感染。有些疾病甚至無法完全治癒。

赧於啟齒—疾病的煩惱 ❷

一個月前在風月場所，陰莖會被舌頭舔過，今天在洗澡時，褪開包皮，發現有硬疹子……是否已罹患疾病？

假如是陰莖皮膚最柔細的部位，形成不痛的硬疹子，這可能是梅毒第一期的症狀。

梅毒的病原菌爲螺旋體屬，或者稱密螺旋體。不僅性交會感染，舔陰部或接吻也有感染的可能性。感染症狀大約在感染後二十天左右出現。

如果以接吻感染，疹子會出現在舌尖或唇的部位。如果是性器結合，會出現在陰莖先端皮膚柔細的部位。女性則在陰道口和陰唇等處產生硬疹子。

如果放置不管，會經過兩種過程。其一是一～二個月後硬疹子會消失。另一種是疹子會潰爛流出膿液。腿的根部或下顎附近的淋巴腺會腫起。不太痛是其特徵。

第二期的症狀，是身體會發疹的階段。如再放置不管，會進展到第三期。第三期內臟會產生梅毒。到了第四期腦神經梅毒會侵犯腦和脊髓。從第一期到第四期，多半以十年為一個周期在進行。

這種疾病的可怕，是隨著各期的進展，越來越難以治癒。因此依靠早期發現，早期投藥治療，就能完全痊癒。

男性感染的場合，在嘴巴和陰莖先端容易發現。可是有包皮的人，因包皮覆蓋著，有時候會發現得遲一些。女性因很少用鏡子看見自己的性器，所以也不容易發現。多半都是到了第二期才到醫院檢查的比較多。

如果你想嫖妓的話，摸摸女性的陰道，或鼠蹊部的淋巴腺有無硬疹子，如果有硬疹子，應可疑慮是否有梅毒。

本來沒有戴保險套，又被歡場女子吹長笛（口交）的話，就有被感染的可能，所以應該要有心理準備。ＳＴＤ（性行為感染症），以這麼兇猛之勢強烈的爆發，如果不幸感染產生硬疹子的話，切勿想自己治療，那樣太危險了，應該儘快找專科醫師診療。

赧於啟齒──疾病的煩惱❸

不到兩個星期前，和誘引成功的她發生性關係。可是最近小便時，發覺有異樣，有時內褲沾染有顏色之汚點，心裡很擔心。而且對方看來似乎不安於室……。

如果小便時會癢，或內褲沾染有顏色的汚點，可以正式的判定爲性行爲感染症之一種的披衣菌。

披衣菌是從電子顯微鏡普及以來，才很明白的被認識的一種疾病。過去披衣菌被視爲雜菌性尿道炎，因爲用顯微鏡只能看到雜菌而已。是介於普通細菌和病毒之間位置的病原菌，大小只有〇・一微米而已。

與淋病比起來，症狀比較輕。感染之潛伏期在三～七日之間。如果男性感染，會引起輕微的尿道炎，會癢、晨起時內褲有斑點狀，但如果穿有花紋的內褲，就不易發現。

女性多半感染在子宮入口，幾乎不痛不癢，分泌物也少，所以在這個階段，幾乎不會顯現感染之症狀。

症狀只是如此而已，因此一般人都有輕忽此病之傾向。結果如亂竄之星火一般，到處擴大傳染。

若是症狀輕微就加以輕忽就太危險了。置之不理不治療的話，男性會惡化形成睪丸炎和前列腺炎。女性則會引起腹膜炎或不孕症。或者生出的嬰兒有結膜炎和肺炎的可能，因此，這種疾病的可怕，各位必須認清才行。

男性因爲每天須排尿數次，如果形成尿道炎，比感染在子宮的女性更容易發現。如果發現感染，也不必太驚慌，馬上去找醫師診療，由於這種疾病很容易治癒，因此只要在惡化之前趕快治療，就能很快痊癒。

如果你淸楚哪位女性是始作俑者，應向她說明，一起到醫院接受治療吧！如此一來才不會反覆感染。每個感染的人都加以治療，才是防止披衣菌擴大傳染之方。

赧於啟齒—疾病的煩惱 ❹

我和在卡拉ＯＫ認識的女性發生性關係。大約六日後發現陰莖紅腫起來，並排出綠色膿液，小便時也會痛。是不是感染疾病了？

這種症狀，淋病的疑慮最高。

淋病是由於感染淋菌病原菌而引起的。因性行爲而感染，大約有三～十日的潛伏期。男性感染之後，尿道會痛並流出黃綠色或白色的膿液出來。

女性如果陰道遭到感染，潛伏期比男性還長，然而從陰道也會分泌出黃綠色的分泌物。陰道與外陰部會紅腫潰爛而發痛。在這種狀況下，排尿也會疼痛。男性屬於淋病性尿道炎，女性爲淋病性陰道炎，所以當然會引起尿道炎。

淋病初期症狀與披衣菌症狀相似，但和披衣菌比較，症狀較爲激烈，因此很容易判斷。

如果放置不管會有什麼後果呢？女性會引起腹膜炎，男性會從前列腺炎再發展到睪丸炎。然後淋菌漫延到膝蓋，造成膝蓋無法彎曲之淋菌性膝關節炎。如果淋菌侵入眼睛，會造成失明；如果淋菌進入血液中，在指尖或手掌會產生膿包。

加上會流膿之處不僅是尿道炎而已，有時陰莖底側會穿洞而流出膿來。

淋病是接吻或口交都會感染的疾病。如果淋菌侵入咽頭部，喉嚨會好像扁桃腺炎一般的紅腫起來。初期的症狀是喉嚨不舒服發癢、疼痛。淋菌進入眼睛時，眼睛會充血，不斷流出眼屎，所以很容易發現，也容易判斷。

肛門如果遭到感染，肛門會紅腫潰爛，排便時會疼痛，同時也會流膿，如此這般，淋病的感染力可說非常高。

淋病大多是因性行爲感染比較多。同時依據統計，男女都是從性伴侶身上所感染，感染率大約八成。罹患淋病時，應儘早治療，同時在治療期間，應避免再和他人有性行爲，以免又感染他人。

赧於啟齒—疾病的煩惱 ❺

大約二十天前，與久未謀面的她發生性關係。但從十天前開始，陰莖的皮紅腫潰爛，一碰觸就有異樣感……。

像這樣的煩惱，常有人來諮詢。可是在這種情形下，視其有無疼痛感，情況就有很大的差距。

這是假性包莖的年輕人常發生的事。例如和久未謀面的女性，過於激情的進行性行爲，其後又沒有充分洗乾淨的話，陰莖先端的皮會發癢，不治療其實也無所謂，過一段時間就會消失。這是屬於一種「過敏性」的皮膚炎。可是因爲發癢，而用指甲抓傷的例子很多，所以在事後必須保持清潔，做愛之後最好淋浴以保清潔，尤其有包莖的人，更需要預防。

但和前例不同，比較嚴重的是，一碰觸就有刺激的疼痛感。其實後者之例，最近正急遽增加。

依據症狀推測，這是一種屬於性器疱疹之性病。以專門用語來說，這是被稱爲疱疹Ⅱ型病毒所感染。

最近以風月場所爲性媒介的年輕人越來越多，這也是性行爲感染症之一種。以普通性行爲或口交等所感染時，碰觸陰莖會有如針刺般的抽痛感。

感染後七～十天當中，陰莖會產生類似「痱子狀」那麼小顆粒的水泡。在這個時期並不會痛，而且也沒有嚴重的症狀，因此即使在小解時，發現陰莖有小水泡也很容易忽視。但不久之後水泡會破掉，產生紅腫糜爛現象。多半是在洗澡或自慰時才發現疼痛，才開始吃驚。

其實在這個時期，對他人的感染力最強。可是多半的人，在這個時期都輕忽而放置不管，又與他人發生性關係，於是使感染者越來越多。因此這點必須十分注意。

在前些時代，這種疾病是很難治療的。但最近研發抗病毒藥劑以來，情況已改善許多。因此趁早期接受檢查，能夠根本治療最重要。

赧於啟齒—疾病的煩惱 ❻

我和在業務上認識的女性發生性關係。約一個月後在入浴時，發現陰莖有三、四個疣，並不會痛，但越長越多實在令人擔心。

如果在陰莖產生疣，可懷疑是尖形濕疣。

尖形濕疣之病原體爲刺瘤病毒。因性行爲而感染。經過了三～十四日後，在陰莖或女性生殖器官，會產生小牙籤頭部大小到小紅豆大小程度之無痛性疣。

這種症狀有二種分類。一種是在陰莖裡面，一個一個慢慢增加的種類，和一開始馬上產生很多，在陰莖的龜頭部份佈滿疣之狀態，最後形成雞冠狀等兩種。

女性感染時，在外陰部會產生疣，由於看不見，所以不易發現，但不久之後連陰道也會長滿疣。等擴大至子宮口時，據說是產生子宮癌的原因。

這種疾病本來男性就比女性多。原因和包莖有關。被包皮覆蓋的內側，其濕潤的地方，容易積存恥垢，因此，這個部位也成爲病毒喜歡潛入的部位。

由於初期無痛感，所以有些人置之不理。前述，如果不加以治療，疣會越長越多。同時女性若遭感染，可能也是致癌之因。所以要了解這種疾病的可怕。

目前並沒有其他檢查方法，因此除了由醫師本身直接確認疣之外，別無他法。治療方法是以電燒方式去掉疣，或者由手術切除再敷藥。

雖然是無痛性，但如果陰莖的龜頭成雞冠狀時，任何女性都不敢和你交往了。另外，如果把這種病傳染給女方，可能導致子宮癌，因此若要做愛一定要戴上保險套。

由此點看來，爲防範全體性行爲感染症，愼選性伴侶是很重要的。同時自己也必須留意，這才是最好的方法。說不定有人認爲性開放時代，這麼保守太可惜了，但是有性行爲感染症這個陷阱之事實，大家還是認眞的思考吧！

何謂性行為感染症

性病之症狀	
性器疱疹	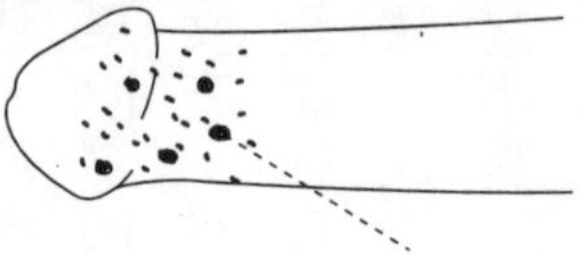 紅腫潰爛、一觸碰即激烈刺痛。
尖形濕疣	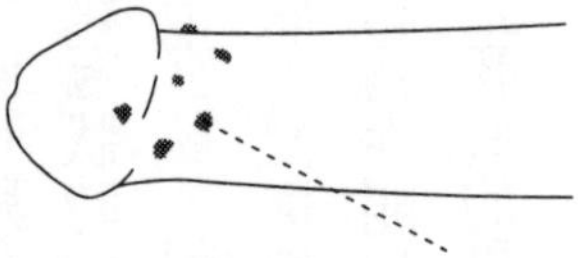 表面凹凸不平但是不痛不癢
梅毒	（初期的硬瘤） 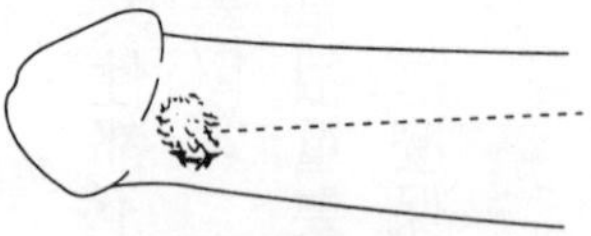 患處稍微隆高但不痛不癢 （初期的硬瘤下疳） 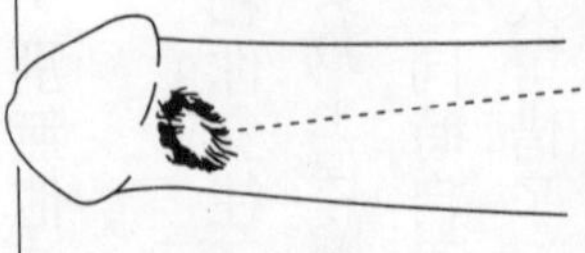 患處周圍紅腫隆高，從中心流出膿液，可是不太痛是其特徵 有人從上面漫延到下面，有人則不會。

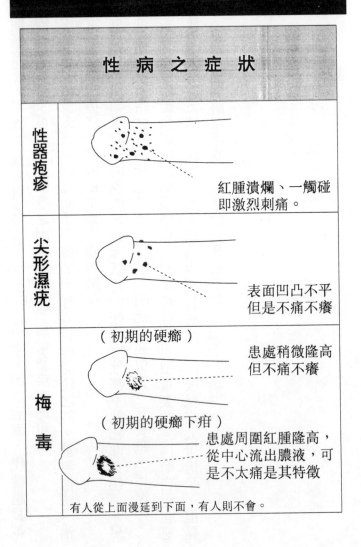

赧於啟齒——男性的煩惱

●隨著年代的變遷，流行之性病的變化

性病的種類	1965	1975	1985	1989	1995
淋　病	38.0	41.0	43.0	31.0	19.0
梅　毒	3.0	1.5	7.0	11.0	14.0
軟性下疳和鼠蹊淋巴肉芽腫	0.5	0.2	0.0	7.0	4.0
滴　蟲	29.0	37.0	6.0	1.0	1.0
披衣菌	11.0	14.0	23.0	34.0	38.0
其　他	18.5	6.3	21.0	22.0	24.0

※這是1990年代以前披衣菌之資料。當時尚未發現披衣菌，其統計包含在陰道炎和尿道炎裡面。

欲言又止—疾病的煩惱 ⑦

我還是高中生但有包莖。因為陰莖先端長出許多小疣令人擔心不已，請問是否有疾病？

來詢問這種問題的人相當多。尤其是青春期，在注意看自己陰莖時，發現這些顆粒小疣而擔心不已。其實這些疣的眞相如下：

從出生到十歲左右，陰莖先端的龜頭被包皮覆蓋著。這是所謂的包莖狀態。包莖的陰莖，因龜頭部分容易造成不潔，所以包皮內部的皮因發炎而粘黏，這種情況令人擔心。因爲如果產生這種狀態，長大後要進行性行爲時，最重要的龜頭部分不能完全露出來。

由於如此，人體會分泌出造成恥垢之源的皮脂出來，使兩方的皮之間形成油膜，而防止粘黏。分泌這麼重要之油脂的孔，其實在龜頭部的「邊緣」分布最大。看起來像顆粒的油狀。而且這些顆粒，除了龜頭邊緣之外，陰莖裡側的尿道口亦有分布。

這是生理上所需要的，所以像章魚腳之基盤一般，任何男人都有，當然並非疾病。不會感染他人，也不會受到感染。有包莖狀態時，必須分泌出油脂來，所以顆粒會比較醒目。但到了龜頭部分經常露出後，其必要性就喪失，而逐漸退化至看不見。所以不必擔心。其實除此之外，還會產生另一種顆粒，多半產生在包皮的表側和裡側之間，其界限部位之皮膚，是一種白色小疣狀。

前述之疣和這種疣雖均屬無痛性，但性質卻完全不同。後者形態之疣，是形成在包皮界限部分，較細膩的皮膚上，是一種過敏性的脂肪瘤。如果已經形成，就有逐漸增加的傾向。不加以治療的話，其實也無所謂，但是外觀看來顯得礙眼。除去的方法很簡單，可以使用電燒的方法，把每一個疣去除。如果顆粒太多時，可以將細膩部分的皮膚剝開再加以去除。然後以連接的較健康的皮膚覆蓋上去，就不必擔心會再復發。

但是如果頻繁進行性行爲的人，或者曾到風月場所玩過的人，發現陰莖有小疣，就不能等閒視之了。前述，可能是長尖形濕疣，必須趕緊找醫生診療。

赧於啟齒——疾病的煩惱 ❽

曾到風月場所風流一場，但二、三週後，陰毛附近奇癢無比，是否得了性病？

如果是陰毛附近奇癢無比，可能是感染了陰虱。

陰虱的卵形態如銀色囊狀，比芝麻更小。然而卵生在一根根的陰毛中間，寄生於人體。肉眼看得出來，所以如發現有亮光的卵，即可判斷感染陰虱了。

陰虱多半寄生在陰毛根部。所以那個部位的毛孔附近會奇癢無比、無法忍受，卵孵化後至成蟲，需要二、三週的時間。因此在性行爲當中，對方的成蟲轉移到自己的身上。在這個階段雖然有些癢，但眞正激烈發癢，要經過二～三週，其生出之卵孵化之後。

尤其濕度高的炎熱夏夜，陰虱的活動最爲活潑。因爲癢，所以會不斷的抓抓陰毛。

仔細觀察陰毛根部，可發現粘住淡茶色，像頭皮屑一般的東西。如果用牙籤尖端挑開，會微微活動起來，所以可以馬上發現。

有人使用放大鏡放大來看，再挑開陰毛的根部，想除去陰虱。如果能全部斬草除根就沒事了。但若留有卵子，就會春風吹又生。還是找醫師治療最要緊。只要把陰毛剃掉，抹上藥膏就能百分之百的治癒。

因爲被感染，所以不斷的抓癢，容易將皮膚抓傷。說不定會引起其他異想不到的疾病。像這種陰虱，雖然看起來有些滑稽，但是若將它當寵物養也沒有用，還是趕緊撲滅爲要。

陰虱最令人難堪之處，亦即無性行爲也會遭感染。例如家族中有人得陰虱。家族中換洗衣物又放置一起，也會被感染。

如果家中的孩子也被感染，家人會用什麼眼光來看你，自己也會感到很羞愧。因此在家族演變成尷尬場面時，自己趕快去就醫吧！

報於啟齒─疾病的煩惱 ⑨

經過長時期的集訓生活後，鼠蹊部奇癢無比，我覺得可能感染了腹部溝癬，有無解決治療之方。

這種症狀俗稱「腹部溝癬」。在陰部附近會發癢。可大分爲二種症狀。其中一被稱爲「腹部溝癬」，即因細菌所感染的症狀。這種細菌稱爲「白癬菌」。使用浴缸或坐椅等，因剛好接觸腹股溝所感染。同時穿上帶菌者的內褲，或發生性行爲都會感染。

感染時，從腿的根部到腹股部分，會產生一些小水泡，最後破掉。其周圍以圓形狀擴大。由於其形狀如錢幣，又稱「金錢癬」。容易漫延到不通風、不潔之部位而奇癢無比。治癒後皮膚會發黑，外表看來不甚雅觀。前述，因性行爲而感染，女性陰部的構造，看來比男性通風，所以其癢不會很激烈。也不會癢到無法忍受的程度。

預防的方法，一是保持清潔，二是保持通風。如果加以防患還是感染的話，應比平常更要注意清潔和通風。除了抹上抗白癬節的藥膏別無他法。塗抹藥膏時，切勿只擦發癢的部位，其周圍，肛門附近也要塗抹。是避免擴大感染之要訣。

另外一種症狀是，只有陰囊會發癢的症狀。這種情形並非感染，而是屬於過敏症狀。正確名稱爲「陰囊濕疹」只是陰囊會發癢而時去搔癢。表面濕潤並有粘液產生。這並不會感染，所以不用擔心。但是會發出異味，做愛時，可能會引起女性之不快。

這是過敏所引起的症狀。預防的方法，除了保持陰部的清潔外，會引起過敏反應的食物也不要吃。平常的飲食生活也要特別留意。如果罹患此種症狀，除了塗抹藥膏治療別無他法。

酒類、咖啡因之嗜好品，或攝取辛香料之刺激物，會更增加發癢，所以外出時，盡量不要接觸這些會引起過敏的食物。睡眠不足與便秘，也會產生過敏現象，所以平常也要多加注意。

報於啟齒──疾病的煩惱 ⑩

我和她經常進行口交，可是最近產生牙痛和化膿，請問該怎麼辦……？

來我診所諮詢當中，有關牙痛或口臭的問題，意想不到的多。乍看之下彷彿和性並無關係。其實有密切的關係。來諮詢這些問題者，多半是年輕人至中年程度的人。而大部分是性經驗豐富的人。其訴求之共通點是自己的牙齒不好，或者牙齒開始疼痛。同時也是頻繁開始口交（所謂男吃水蜜桃之舌技）以來才發生之問題。所以才會懷疑是口交所引起的口中之困擾。

事實上口交的確爲其主因。發生於口中障礙的例子非常多。其最多的原因，是沒有保持性器和口腔的清潔所致。人的性器是屬粘膜質，經常潮濕呈保溫狀態，因此細菌容易繁殖。當然在清潔方面，必須比其他部分更加注意。但日常生活卻很難做到。

性器如果不潔，女性的陰道會繁殖各種雜菌。有時也會有病原菌繁殖。因此男性若用口直接和性器接觸，病原菌容易進入口腔。感染病原菌後，細菌會侵入牙齦而發炎。如果沒有趕快治療，牙齒會脫落。這是在風月場所工作的女性，最近常見之疾病。資歷越深的人，牙齒的損害越嚴重。要找到牙齒乾淨和牙齒正常的風塵女郎很困難。

接下來比較多的原因，爲糖尿病所引起。如果成人有肥胖傾向、感覺眼睛模糊、易患香港腳，性能力減退、和容易疲勞之自覺症狀時，由於這些原因，使皮膚或口腔粘膜減弱，口腔的疾病就會不斷發生。當然減弱的粘膜裡，若有細菌侵入即不堪一擊。由於糖尿病更惡化，過去能抵抗的細菌，在無法抵抗之下發病的例子不少。

如果已經發病，除了趕緊治療別無他法。但是預防的方法，是在性行爲前後，必須保持性器之清潔。有時候口中的細菌也會侵入性器，所以在做愛之前必須刷牙，以保持口中的清潔。

赧於啟齒——疾病的煩惱⑪

我是二十歲的學生，小便時從尿道流出精液般、白濁之液體。我並無勃起，也非射精後去排尿，這種情形是疾病嗎？

小便或大便，下腹部用力時，有時會從陰莖流出精液出來，這種情形稱爲「滑精」。

由於沒有勃起而精液流出。有些人憂心忡忡的來此諮詢，爲何會發生這種狀態。有年輕人，控制射出精液的射精管閉鎖節似未成熟。除了自慰和夢遺之射精外，有時閉鎖肌會突然鬆開，而流出精液。當然隨著日漸成熟，會自然而癒。由於反覆自慰之後，能鍛鍊這部分的肌肉，而能相當程度的控制射精。到那時就不會因腹部用力就有滑精的現象了。

可是年輕人會忘記曾經滑精之事，又再開始滑精，如此而已。但是中年以後會有滑精現象，是因爲射精閉鎖肌控制減弱之故。加上腹部用力也會發生。但主要是受到性的刺激，在完全勃起之前會稍微漏出一點精液。或者還未到達高潮時突然滑出。總而言之，是控制力量減弱之因。

以前能加以控制，現在卻不能控制，主要原因是自律神經失調。由於中年以後壓力特別顯著，因頭腦疲勞、運動不足所引起。

想要避免這種情形發生，必須好好消除腦部和身體的疲勞才行。其實無論是公司的問題、家庭、小孩的問題，有很多的煩惱問題存在。爲了消除壓力，到溫泉去旅行，每天去散步等，必須好好的調劑自己的情緒。

調劑情緒、解除壓力，最有效果，就是走出戶外活動身體。做運動不必太激烈，培養流汗的運動習慣之後，睡眠會加深，同時身體的疲勞也能消除。怕疲勞而不運動反而不好。

除此之外，睡眠時間也要足夠。同時性生活切勿過度，就不會有滑精現象，而是會強力的射精出來。

赧於啟齒──疾病的煩惱⑫

做愛時，一勃起陰莖之下肌會緊繃而疼痛。有時包皮的側邊會裂開或潰爛，是否有疾病？

不曾仔細觀察陰莖的人，我勸你仔細觀察看看。有尿道口、有龜頭、龜頭頸、這附近都覆蓋者皮。如果把皮褪開，好像是剛出生的小鳥的皮膚一般。可以看到血管之細嫩皮膚。翻過來看看裡側，陰莖全體有裡肌、裡肌先端有與龜頭連接的下肌。

在性交時，容易發生問題的部位，就是薄皮部位和下肌部位。勃起力強的人，下肌會緊繃而感到疼痛。陰莖這部分如果被拉向下側，會產生緊繃狀態。有時因女性或自己的指甲抓傷，又因緊繃而容易斷裂。當然會出血，如果還勉強的做抽送運動，傷口會更擴大。

但是不久之後，肌肉會再成長而不再疼痛。但這部位若一直持續疼痛，爲長期觀點來看，還是找醫師診療比較妥當。

另外皮膚較弱的人，也會常出現這種症狀。包皮的內側容易受傷害，以及龜頭下的薄皮會疼痛。這是因爲被皮包住，而變成脆弱容易斷裂，或形成紅腫糜爛之狀。

進行性行爲時，假如女性身體尙未準備好，勉強想要插入，有時下肌會因過度摩擦而斷裂。或被女性的牙齒所傷而出血的例子不少。有時也會被衛生球所附帶的線所刮傷。到底性交的姿勢如何，怎麼會受傷，但無論如何，如因受傷雜菌侵入而紅腫潰爛，或罹患意想不到的疾病，在傷口未痊癒之前，女性不要舔男性性器，男性勿想插入陰道。至於自慰會使傷口更擴大，還是忍耐幾天比較好。

像這般，有時陰莖的傷口，是因自慰所造成。尤其年輕人給予陰莖強烈的刺激。例如，使用很大的力量握住陰莖，或不自覺中用指甲抓傷，或者動作太快等等。陰莖是要和自己終身相伴之器，所以必須好好善待保護才行。其實因摩擦紅腫，並不是自己身體所造成的疾病，但是會造成另一種疾病的可能性很大，必須十分留意。

赧於啟齒—疾病的煩惱⑬

從三天前開始睪丸就會疼痛；一接觸感覺有硬癤，壓迫會痛，我常到風月場所，是不是感染什麽疾病？

在不應產生硬癤之處產生硬癤，而且又會疼痛，必須趕緊找醫生診療。最有可能性的疾病是「副睪丸炎」。這是常到風月場所去的人，容易發生的疾病。因披衣菌侵入陰莖所感染之性病。結果病菌通過輸尿管、前列腺、輸精管而進入睪丸所造成。由於如此，引起副睪丸炎而產生疼痛的症狀。

當然，爲避免細菌的感染，互相的性器、口腔都必須培養保持清潔的習慣。可是萬一發現有感染，必須馬上到醫院治療。只是一邊的睪丸發生症狀時，只要投藥，在一週至十天間便能治癒，不必擔心。但是若放置不管，另一邊也會遭到感染，而變成重症。所以必須儘早治療。以前「副睪丸炎」多半是感染結核菌才會引起，但現在大部分是STD（性行爲感染症）所造成。

另一種可能性即稱爲「陰囊腫」之症狀。這是由於感冒、腮腺炎、性病等所引起的炎症。是在陰囊中積存體液之疾病。同時積存的體液會結晶的例子也不少。如果置之不理，體液會逐漸積存，即使用注射器「抽水」，還會積存五百～八百毫升左右。這種情形會影響其他器官，所以必須早日手術爲要。

以前，有位四十多歲的患者，患了此症狀，可是無論怎麼抽，還是會積存，可謂抽不勝抽。勸他動手術卻遭到拒絕。我向他說明，這種手術非常簡單不必擔心，但是他尷尬的說：「其實是我的妻子要我保持現狀較有快感，所以才不要手術」。這好像在說笑話一般，可是笑話歸笑話，爲了性生活長久之計，還是儘早治療比較好。經過我苦勸說明後，他才答應接受手術。

治療身體的異常，並非只爲健康上的理由，其實也能消除精神上的不安。爲了使日常生活美滿，並能快樂的享受性生活，這些都是必須遵守之事，因此一發覺有異，還是找專門醫師諮詢最重要。

赧於啟齒—疾病的煩惱 ⑭

我從五十歲的前一年開始，排尿後有殘尿感，排尿亦無力。數天前喝酒後排不出尿，但第二天又不藥而癒，是不是有疾病？

本來不會有殘尿，也不會有殘尿感的人，如果有殘尿感時，表示有某種異常之訊息。同時想要排尿卻排不出，顯然是不正常。這些症狀常見於前列腺肥大，或長腫瘤亦或其他疾病，必須找專門醫生診察。

前列腺肥大分為第一期到第三期。如下列症狀來加以區分：

第一期：尿腺變細，所以小便無力有殘尿感。

第二期：偶爾排不出尿。

第三期：完全閉尿（完全排不出尿，必須住院手術）。

這些階段的惡化速度並不固定，因此有人會惡化，有人則不會，不能一概而論。但是五十歲到六十歲的人，惡化速度會加快，應趁早治療才好。一般稱為「前列腺肥大」的症狀是前列腺的內側（內腺）肥大。但前列腺癌則是外側（外腺）肥大。可是不管如何，一發現症狀應馬上找醫生診察最要緊。

預防的方法，是切勿喝酒過量，常攝取含鋅的食物等，飲食生活的預防策略最有效果。酒精量攝取越多的男性，越容易引起前列腺肥大。南瓜、含鋅量多，多食可防止惡化。因此有惡化現象的人，平常應多留意。

如果只是有殘尿感的人，有時只是神經性頻尿而已。所以不需馬上疑慮為前列腺肥大。而請專門醫師診察最正確。若還是不安，可以找醫師詳細諮詢。

如果前列腺有異樣感，必須避免過度的性行爲。當然如此就能減輕前列腺的負擔。若是在擁有不安感之下，進行性行爲，更容易造成身體和精神上的壓力，必須防範陷入惡性循環。中年以後，對於一些小小的不安，也應馬上找方法解決。

赧於啟齒—疾病的煩惱⑮

一週前開始，進行自慰射精時，總有射精不足之感，是否應到醫院檢查？

「射精不足」和殘尿感相同。是感覺好像還有殘餘一般。這表示有可能是前列腺發炎的狀態。發炎的原因，最近都是因感染性病而導致「前列腺炎」。常到風月場所的男性，受到歡場女子口腔的傳染最多。除了要特別注意衛生之外，歡場女子的口腔，已成爲病菌之巢窟。如果在沒戴保險套之下，被女郎吹長笛之下，不感染才怪。由於這種感染症，前列腺會有異樣感，這時還是馬上找醫生最要緊。

另一種的檢查重點是，檢查排尿時有無疼痛感。如果發現有疼痛感，可能是淋病，也可能是尿道炎，或是尿道結石，應儘早找醫生商量。

大展出版社有限公司　圖書目錄

地址：台北市北投區(石牌)　　電話：(02)28236031
致遠一路二段 12 巷 1 號　　28236033
郵撥：0166955～1　　傳真：(02)28272069

・法律專欄連載・電腦編號 58

台大法學院　法律學系／策劃
法律服務社／編著

1. 別讓您的權利睡著了 [1]　200 元
2. 別讓您的權利睡著了 [2]　200 元

・秘傳占卜系列・電腦編號 14

1.	手相術	淺野八郎著	180 元
2.	人相術	淺野八郎著	150 元
3.	西洋占星術	淺野八郎著	180 元
4.	中國神奇占卜	淺野八郎著	150 元
5.	夢判斷	淺野八郎著	150 元
6.	前世、來世占卜	淺野八郎著	150 元
7.	法國式血型學	淺野八郎著	150 元
8.	靈感、符咒學	淺野八郎著	150 元
9.	紙牌占卜學	淺野八郎著	150 元
10.	ESP 超能力占卜	淺野八郎著	150 元
11.	猶太數的秘術	淺野八郎著	150 元
12.	新心理測驗	淺野八郎著	160 元
13.	塔羅牌預言秘法	淺野八郎著	200 元

・趣味心理講座・電腦編號 15

1.	性格測驗① 探索男與女	淺野八郎著	140 元
2.	性格測驗② 透視人心奧秘	淺野八郎著	140 元
3.	性格測驗③ 發現陌生的自己	淺野八郎著	140 元
4.	性格測驗④ 發現你的真面目	淺野八郎著	140 元
5.	性格測驗⑤ 讓你們吃驚	淺野八郎著	140 元
6.	性格測驗⑥ 洞穿心理盲點	淺野八郎著	140 元
7.	性格測驗⑦ 探索對方心理	淺野八郎著	140 元
8.	性格測驗⑧ 由吃認識自己	淺野八郎著	160 元
9.	性格測驗⑨ 戀愛知多少	淺野八郎著	160 元
10.	性格測驗⑩ 由裝扮瞭解人心	淺野八郎著	160 元

11.	性格測驗⑪ 敲開內心玄機	淺野八郎著	140 元
12.	性格測驗⑫ 透視你的未來	淺野八郎著	160 元
13.	血型與你的一生	淺野八郎著	160 元
14.	趣味推理遊戲	淺野八郎著	160 元
15.	行為語言解析	淺野八郎著	160 元

·婦 幼 天 地· 電腦編號 16

1.	八萬人減肥成果	黃靜香譯	180 元
2.	三分鐘減肥體操	楊鴻儒譯	150 元
3.	窈窕淑女美髮秘訣	柯素娥譯	130 元
4.	使妳更迷人	成 玉譯	130 元
5.	女性的更年期	官舒妍編譯	160 元
6.	胎內育兒法	李玉瓊編譯	150 元
7.	早產兒袋鼠式護理	唐岱蘭譯	200 元
8.	初次懷孕與生產	婦幼天地編譯組	180 元
9.	初次育兒 12 個月	婦幼天地編譯組	180 元
10.	斷乳食與幼兒食	婦幼天地編譯組	180 元
11.	培養幼兒能力與性向	婦幼天地編譯組	180 元
12.	培養幼兒創造力的玩具與遊戲	婦幼天地編譯組	180 元
13.	幼兒的症狀與疾病	婦幼天地編譯組	180 元
14.	腿部苗條健美法	婦幼天地編譯組	180 元
15.	女性腰痛別忽視	婦幼天地編譯組	150 元
16.	舒展身心體操術	李玉瓊編譯	130 元
17.	三分鐘臉部體操	趙薇妮著	160 元
18.	生動的笑容表情術	趙薇妮著	160 元
19.	心曠神怡減肥法	川津祐介著	130 元
20.	內衣使妳更美麗	陳玄茹譯	130 元
21.	瑜伽美姿美容	黃靜香編著	180 元
22.	高雅女性裝扮學	陳珮玲譯	180 元
23.	蠶糞肌膚美顏法	坂梨秀子著	160 元
24.	認識妳的身體	李玉瓊譯	160 元
25.	產後恢復苗條體態	居理安・芙萊喬著	200 元
26.	正確護髮美容法	山崎伊久江著	180 元
27.	安琪拉美姿養生學	安琪拉蘭斯博瑞著	180 元
28.	女體性醫學剖析	增田豐著	220 元
29.	懷孕與生產剖析	岡部綾子著	180 元
30.	斷奶後的健康育兒	東城百合子著	220 元
31.	引出孩子幹勁的責罵藝術	多湖輝著	170 元
32.	培養孩子獨立的藝術	多湖輝著	170 元
33.	子宮肌瘤與卵巢囊腫	陳秀琳編著	180 元
34.	下半身減肥法	納他夏・史達賓著	180 元
35.	女性自然美容法	吳雅菁編著	180 元
36.	再也不發胖	池園悅太郎著	170 元

37. 生男生女控制術	中垣勝裕著	220 元
38. 使妳的肌膚更亮麗	楊　皓編著	170 元
39. 臉部輪廓變美	芝崎義夫著	180 元
40. 斑點、皺紋自己治療	高須克彌著	180 元
41. 面皰自己治療	伊藤雄康著	180 元
42. 隨心所欲瘦身冥想法	原久子著	180 元
43. 胎兒革命	鈴木丈織著	180 元
44. NS 磁氣平衡法塑造窈窕奇蹟	古屋和江著	180 元
45. 享瘦從腳開始	山田陽子著	180 元
46. 小改變瘦 4 公斤	宮本裕子著	180 元
47. 軟管減肥瘦身	高橋輝男著	180 元
48. 海藻精神秘美容法	劉名揚編著	180 元
49. 肌膚保養與脫毛	鈴木真理著	180 元
50. 10 天減肥 3 公斤	彤雲編輯組	180 元
51. 穿出自己的品味	西村玲子著	280 元

・青春天地・電腦編號 17

1. A 血型與星座	柯素娥編譯	160 元
2. B 血型與星座	柯素娥編譯	160 元
3. O 血型與星座	柯素娥編譯	160 元
4. AB 血型與星座	柯素娥編譯	120 元
5. 青春期性教室	呂貴嵐編譯	130 元
6. 事半功倍讀書法	王毅希編譯	150 元
7. 難解數學破題	宋釗宜編譯	130 元
9. 小論文寫作秘訣	林顯茂編譯	120 元
11. 中學生野外遊戲	熊谷康編著	120 元
12. 恐怖極短篇	柯素娥編譯	130 元
13. 恐怖夜話	小毛驢編譯	130 元
14. 恐怖幽默短篇	小毛驢編譯	120 元
15. 黑色幽默短篇	小毛驢編譯	120 元
16. 靈異怪談	小毛驢編譯	130 元
17. 錯覺遊戲	小毛驢編著	130 元
18. 整人遊戲	小毛驢編著	150 元
19. 有趣的超常識	柯素娥編譯	130 元
20. 哦！原來如此	林慶旺編譯	130 元
21. 趣味競賽 100 種	劉名揚編譯	120 元
22. 數學謎題入門	宋釗宜編譯	150 元
23. 數學謎題解析	宋釗宜編譯	150 元
24. 透視男女心理	林慶旺編譯	120 元
25. 少女情懷的自白	李桂蘭編譯	120 元
26. 由兄弟姊妹看命運	李玉瓊編譯	130 元
27. 趣味的科學魔術	林慶旺編譯	150 元
28. 趣味的心理實驗室	李燕玲編譯	150 元

29. 愛與性心理測驗	小毛驢編譯	130 元
30. 刑案推理解謎	小毛驢編譯	130 元
31. 偵探常識推理	小毛驢編譯	130 元
32. 偵探常識解謎	小毛驢編譯	130 元
33. 偵探推理遊戲	小毛驢編譯	130 元
34. 趣味的超魔術	廖玉山編著	150 元
35. 趣味的珍奇發明	柯素娥編著	150 元
36. 登山用具與技巧	陳瑞菊編著	150 元
37. 性的漫談	蘇燕謀編著	180 元
38. 無的漫談	蘇燕謀編著	180 元
39. 黑色漫談	蘇燕謀編著	180 元
40. 白色漫談	蘇燕謀編著	180 元

・健康天地・電腦編號 18

1. 壓力的預防與治療	柯素娥編譯	130 元
2. 超科學氣的魔力	柯素娥編譯	130 元
3. 尿療法治病的神奇	中尾良一著	130 元
4. 鐵證如山的尿療法奇蹟	廖玉山譯	120 元
5. 一日斷食健康法	葉慈容編譯	150 元
6. 胃部強健法	陳炳崑譯	120 元
7. 癌症早期檢查法	廖松濤譯	160 元
8. 老人痴呆症防止法	柯素娥編譯	130 元
9. 松葉汁健康飲料	陳麗芬編譯	130 元
10. 揉肚臍健康法	永井秋夫著	150 元
11. 過勞死、猝死的預防	卓秀貞編譯	130 元
12. 高血壓治療與飲食	藤山順豐著	150 元
13. 老人看護指南	柯素娥編譯	150 元
14. 美容外科淺談	楊啟宏著	150 元
15. 美容外科新境界	楊啟宏著	150 元
16. 鹽是天然的醫生	西英司郎著	140 元
17. 年輕十歲不是夢	梁瑞麟譯	200 元
18. 茶料理治百病	桑野和民著	180 元
19. 綠茶治病寶典	桑野和民著	150 元
20. 杜仲茶養顏減肥法	西田博著	150 元
21. 蜂膠驚人療效	瀨長良三郎著	180 元
22. 蜂膠治百病	瀨長良三郎著	180 元
23. 醫藥與生活㈠	鄭炳全著	180 元
24. 鈣長生寶典	落合敏著	180 元
25. 大蒜長生寶典	木下繁太郎著	160 元
26. 居家自我健康檢查	石川恭三著	160 元
27. 永恆的健康人生	李秀鈴譯	200 元
28. 大豆卵磷脂長生寶典	劉雪卿譯	150 元
29. 芳香療法	梁艾琳譯	160 元

30. 醋長生寶典	柯素娥譯	180 元
31. 從星座透視健康	席拉・吉蒂斯著	180 元
32. 愉悅自在保健學	野本二士夫著	160 元
33. 裸睡健康法	丸山淳士等著	160 元
34. 糖尿病預防與治療	藤田順豐著	180 元
35. 維他命長生寶典	菅原明子著	180 元
36. 維他命 C 新效果	鐘文訓編	150 元
37. 手、腳病理按摩	堤芳朗著	160 元
38. AIDS 瞭解與預防	彼得塔歇爾著	180 元
39. 甲殼質殼聚糖健康法	沈永嘉譯	160 元
40. 神經痛預防與治療	木下真男著	160 元
41. 室內身體鍛鍊法	陳炳崑編著	160 元
42. 吃出健康藥膳	劉大器編著	180 元
43. 自我指壓術	蘇燕謀編著	160 元
44. 紅蘿蔔汁斷食療法	李玉瓊編著	150 元
45. 洗心術健康秘法	竺翠萍編譯	170 元
46. 枇杷葉健康療法	柯素娥編譯	180 元
47. 抗衰血癒	楊啟宏著	180 元
48. 與癌搏鬥記	逸見政孝著	180 元
49. 冬蟲夏草長生寶典	高橋義博著	170 元
50. 痔瘡・大腸疾病先端療法	宮島伸宜著	180 元
51. 膠布治癒頑固慢性病	加瀨建造著	180 元
52. 芝麻神奇健康法	小林貞作著	170 元
53. 香煙能防止癡呆？	高田明和著	180 元
54. 穀菜食治癌療法	佐藤成志著	180 元
55. 貼藥健康法	松原英多著	180 元
56. 克服癌症調和道呼吸法	帶津良一著	180 元
57. B 型肝炎預防與治療	野村喜重郎著	180 元
58. 青春永駐養生導引術	早島正雄著	180 元
59. 改變呼吸法創造健康	原久子著	180 元
60. 荷爾蒙平衡養生秘訣	出村博著	180 元
61. 水美肌健康法	井戶勝富著	170 元
62. 認識食物掌握健康	廖梅珠編著	170 元
63. 痛風劇痛消除法	鈴木吉彥著	180 元
64. 酸莖菌驚人療效	上田明彥著	180 元
65. 大豆卵磷脂治現代病	神津健一著	200 元
66. 時辰療法—危險時刻凌晨 4 時	呂建強等著	180 元
67. 自然治癒力提升法	帶津良一著	180 元
68. 巧妙的氣保健法	藤平墨子著	180 元
69. 治癒 C 型肝炎	熊田博光著	180 元
70. 肝臟病預防與治療	劉名揚編著	180 元
71. 腰痛平衡療法	荒井政信著	180 元
72. 根治多汗症、狐臭	稻葉益巳著	220 元
73. 40 歲以後的骨質疏鬆症	沈永嘉譯	180 元

74. 認識中藥 松下一成著 180 元
75. 認識氣的科學 佐佐木茂美著 180 元
76. 我戰勝了癌症 安田伸著 180 元
77. 斑點是身心的危險信號 中野進著 180 元
78. 艾波拉病毒大震撼 玉川重德著 180 元
79. 重新還我黑髮 桑名隆一郎著 180 元
80. 身體節律與健康 林博史著 180 元
81. 生薑治萬病 石原結實著 180 元
82. 靈芝治百病 陳瑞東著 180 元
83. 木炭驚人的威力 大槻彰著 200 元
84. 認識活性氧 井土貴司著 180 元
85. 深海鮫治百病 廖玉山編著 180 元
86. 神奇的蜂王乳 井上丹治著 180 元
87. 卡拉 OK 健腦法 東潔著 180 元
88. 卡拉 OK 健康法 福田伴男著 180 元
89. 醫藥與生活(二) 鄭炳全著 200 元
90. 洋蔥治百病 宮尾興平著 180 元
91. 年輕 10 歲快步健康法 石塚忠雄著 180 元
92. 石榴的驚人神效 岡本順子著 180 元
93. 飲料健康法 白鳥早奈英著 180 元
94. 健康棒體操 劉名揚編譯 180 元
95. 催眠健康法 蕭京凌編著 180 元

・實用女性學講座・電腦編號 19

1. 解讀女性內心世界 島田一男著 150 元
2. 塑造成熟的女性 島田一男著 150 元
3. 女性整體裝扮學 黃靜香編著 180 元
4. 女性應對禮儀 黃靜香編著 180 元
5. 女性婚前必修 小野十傳著 200 元
6. 徹底瞭解女人 田口二州著 180 元
7. 拆穿女性謊言 88 招 島田一男著 200 元
8. 解讀女人心 島田一男著 200 元
9. 俘獲女性絕招 志賀貢著 200 元
10. 愛情的壓力解套 中村理英子著 200 元
11. 妳是人見人愛的女孩 廖松濤編著 200 元

・校園系列・電腦編號 20

1. 讀書集中術 多湖輝著 150 元
2. 應考的訣竅 多湖輝著 150 元
3. 輕鬆讀書贏得聯考 多湖輝著 150 元
4. 讀書記憶秘訣 多湖輝著 150 元

5. 視力恢復！超速讀術	江錦雲譯	180 元
6. 讀書 36 計	黃柏松編著	180 元
7. 驚人的速讀術	鐘文訓編著	170 元
8. 學生課業輔導良方	多湖輝著	180 元
9. 超速讀超記憶法	廖松濤編著	180 元
10. 速算解題技巧	宋釗宜編著	200 元
11. 看圖學英文	陳炳崑編著	200 元
12. 讓孩子最喜歡數學	沈永嘉譯	180 元
13. 催眠記憶術	林碧清譯	180 元

・實用心理學講座・電腦編號 21

1. 拆穿欺騙伎倆	多湖輝著	140 元
2. 創造好構想	多湖輝著	140 元
3. 面對面心理術	多湖輝著	160 元
4. 偽裝心理術	多湖輝著	140 元
5. 透視人性弱點	多湖輝著	140 元
6. 自我表現術	多湖輝著	180 元
7. 不可思議的人性心理	多湖輝著	180 元
8. 催眠術入門	多湖輝著	150 元
9. 責罵部屬的藝術	多湖輝著	150 元
10. 精神力	多湖輝著	150 元
11. 厚黑說服術	多湖輝著	150 元
12. 集中力	多湖輝著	150 元
13. 構想力	多湖輝著	150 元
14. 深層心理術	多湖輝著	160 元
15. 深層語言術	多湖輝著	160 元
16. 深層說服術	多湖輝著	180 元
17. 掌握潛在心理	多湖輝著	160 元
18. 洞悉心理陷阱	多湖輝著	180 元
19. 解讀金錢心理	多湖輝著	180 元
20. 拆穿語言圈套	多湖輝著	180 元
21. 語言的內心玄機	多湖輝著	180 元
22. 積極力	多湖輝著	180 元

・超現實心理講座・電腦編號 22

1. 超意識覺醒法	詹蔚芬編譯	130 元
2. 護摩秘法與人生	劉名揚編譯	130 元
3. 秘法！超級仙術入門	陸明譯	150 元
4. 給地球人的訊息	柯素娥編著	150 元
5. 密教的神通力	劉名揚編著	130 元
6. 神秘奇妙的世界	平川陽一著	200 元

7. 地球文明的超革命　吳秋嬌譯　200 元
8. 力量石的秘密　吳秋嬌譯　180 元
9. 超能力的靈異世界　馬小莉譯　200 元
10. 逃離地球毀滅的命運　吳秋嬌譯　200 元
11. 宇宙與地球終結之謎　南山宏著　200 元
12. 驚世奇功揭秘　傅起鳳著　200 元
13. 啟發身心潛力心象訓練法　栗田昌裕著　180 元
14. 仙道術遁甲法　高藤聰一郎著　220 元
15. 神通力的秘密　中岡俊哉著　180 元
16. 仙人成仙術　高藤聰一郎著　200 元
17. 仙道符咒氣功法　高藤聰一郎著　220 元
18. 仙道風水術尋龍法　高藤聰一郎著　200 元
19. 仙道奇蹟超幻像　高藤聰一郎著　200 元
20. 仙道鍊金術房中法　高藤聰一郎著　200 元
21. 奇蹟超醫療治癒難病　深野一幸著　220 元
22. 揭開月球的神秘力量　超科學研究會　180 元
23. 西藏密教奧義　高藤聰一郎著　250 元
24. 改變你的夢術入門　高藤聰一郎著　250 元

・養 生 保 健・電腦編號 23

1. 醫療養生氣功　黃孝寬著　250 元
2. 中國氣功圖譜　余功保著　230 元
3. 少林醫療氣功精粹　井玉蘭著　250 元
4. 龍形實用氣功　吳大才等著　220 元
5. 魚戲增視強身氣功　宮　嬰著　220 元
6. 嚴新氣功　前新培金著　250 元
7. 道家玄牝氣功　張　章著　200 元
8. 仙家秘傳袪病功　李遠國著　160 元
9. 少林十大健身功　秦慶豐著　180 元
10. 中國自控氣功　張明武著　250 元
11. 醫療防癌氣功　黃孝寬著　250 元
12. 醫療強身氣功　黃孝寬著　250 元
13. 醫療點穴氣功　黃孝寬著　250 元
14. 中國八卦如意功　趙維漢著　180 元
15. 正宗馬禮堂養氣功　馬禮堂著　420 元
16. 秘傳道家筋經內丹功　王慶餘著　280 元
17. 三元開慧功　辛桂林著　250 元
18. 防癌治癌新氣功　郭　林著　180 元
19. 禪定與佛家氣功修煉　劉天君著　200 元
20. 顛倒之術　梅自強著　360 元
21. 簡明氣功辭典　吳家駿編　360 元
22. 八卦三合功　張全亮著　230 元
23. 朱砂掌健身養生功　楊永著　250 元

24. 抗老功	陳九鶴著	230 元
25. 意氣按穴排濁自療法	黃啟運編著	250 元
26. 陳式太極拳養生功	陳正雷著	200 元
27. 健身祛病小功法	王培生著	200 元

・社會人智囊・電腦編號 24

1. 糾紛談判術	清水增三著	160 元
2. 創造關鍵術	淺野八郎著	150 元
3. 觀人術	淺野八郎著	180 元
4. 應急詭辯術	廖英迪編著	160 元
5. 天才家學習術	木原武一著	160 元
6. 貓型狗式鑑人術	淺野八郎著	180 元
7. 逆轉運掌握術	淺野八郎著	180 元
8. 人際圓融術	澀谷昌三著	160 元
9. 解讀人心術	淺野八郎著	180 元
10. 與上司水乳交融術	秋元隆司著	180 元
11. 男女心態定律	小田晉著	180 元
12. 幽默說話術	林振輝編著	200 元
13. 人能信賴幾分	淺野八郎著	180 元
14. 我一定能成功	李玉瓊譯	180 元
15. 獻給青年的嘉言	陳蒼杰譯	180 元
16. 知人、知面、知其心	林振輝編著	180 元
17. 塑造堅強的個性	坂上肇著	180 元
18. 為自己而活	佐藤綾子著	180 元
19. 未來十年與愉快生活有約	船井幸雄著	180 元
20. 超級銷售話術	杜秀卿譯	180 元
21. 感性培育術	黃靜香編著	180 元
22. 公司新鮮人的禮儀規範	蔡媛惠譯	180 元
23. 傑出職員鍛鍊術	佐佐木正著	180 元
24. 面談獲勝戰略	李芳黛譯	180 元
25. 金玉良言撼人心	森純大著	180 元
26. 男女幽默趣典	劉華亭編著	180 元
27. 機智說話術	劉華亭編著	180 元
28. 心理諮商室	柯素娥譯	180 元
29. 如何在公司崢嶸頭角	佐佐木正著	180 元
30. 機智應對術	李玉瓊編著	200 元
31. 克服低潮良方	坂野雄二著	180 元
32. 智慧型說話技巧	沈永嘉編著	180 元
33. 記憶力、集中力增進術	廖松濤編著	180 元
34. 女職員培育術	林慶旺編著	180 元
35. 自我介紹與社交禮儀	柯素娥編著	180 元
36. 積極生活創幸福	田中真澄著	180 元
37. 妙點子超構想	多湖輝著	180 元

38. 說NO的技巧	廖玉山編著	180元
39. 一流說服力	李玉瓊編著	180元
40. 般若心經成功哲學	陳鴻蘭編著	180元
41. 訪問推銷術	黃靜香編著	180元
42. 男性成功秘訣	陳蒼杰編著	180元
43. 笑容、人際智商	宮川澄子著	180元
44. 多湖輝的構想工作室	多湖輝著	200元
45. 名人名語啟示錄	喬家楓著	180元

·精選系列· 電腦編號25

1. 毛澤東與鄧小平	渡邊利夫等著	280元
2. 中國大崩裂	江戶介雄著	180元
3. 台灣·亞洲奇蹟	上村幸治著	220元
4. 7-ELEVEN高盈收策略	國友隆一著	180元
5. 台灣獨立（新·中國日本戰爭一）	森詠著	200元
6. 迷失中國的末路	江戶雄介著	220元
7. 2000年5月全世界毀滅	紫藤甲子男著	180元
8. 失去鄧小平的中國	小島朋之著	220元
9. 世界史爭議性異人傳	桐生操著	200元
10. 淨化心靈享人生	松濤弘道著	220元
11. 人生心情診斷	賴藤和寬著	220元
12. 中美大決戰	檜山良昭著	220元
13. 黃昏帝國美國	莊雯琳譯	220元
14. 兩岸衝突（新·中國日本戰爭二）	森詠著	220元
15. 封鎖台灣（新·中國日本戰爭三）	森詠著	220元
16. 中國分裂（新·中國日本戰爭四）	森詠著	220元
17. 由女變男的我	虎井正衛著	200元
18. 佛學的安心立命	松濤弘道著	220元
19. 世界喪禮大觀	松濤弘道著	280元

·運動遊戲· 電腦編號26

1. 雙人運動	李玉瓊譯	160元
2. 愉快的跳繩運動	廖玉山譯	180元
3. 運動會項目精選	王佑京譯	150元
4. 肋木運動	廖玉山譯	150元
5. 測力運動	王佑宗譯	150元
6. 游泳入門	唐桂萍編著	200元

·休閒娛樂· 電腦編號27

1. 海水魚飼養法	田中智浩著	300元

2. 金魚飼養法　曾雪玫譯　250 元
3. 熱門海水魚　毛利匡明著　480 元
4. 愛犬的教養與訓練　池田好雄著　250 元
5. 狗教養與疾病　杉浦哲著　220 元
6. 小動物養育技巧　三上昇著　300 元
20. 園藝植物管理　船越亮二著　220 元

・銀髮族智慧學・電腦編號 28

1. 銀髮六十樂逍遙　多湖輝著　170 元
2. 人生六十反年輕　多湖輝著　170 元
3. 六十歲的決斷　多湖輝著　170 元
4. 銀髮族健身指南　孫瑞台編著　250 元

・飲 食 保 健・電腦編號 29

1. 自己製作健康茶　大海淳著　220 元
2. 好吃、具藥效茶料理　德永睦子著　220 元
3. 改善慢性病健康藥草茶　吳秋嬌譯　200 元
4. 藥酒與健康果菜汁　成玉編著　250 元
5. 家庭保健養生湯　馬汴梁編著　220 元
6. 降低膽固醇的飲食　早川和志著　200 元
7. 女性癌症的飲食　女子營養大學　280 元
8. 痛風者的飲食　女子營養大學　280 元
9. 貧血者的飲食　女子營養大學　280 元
10. 高脂血症者的飲食　女子營養大學　280 元
11. 男性癌症的飲食　女子營養大學　280 元
12. 過敏者的飲食　女子營養大學　280 元
13. 心臟病的飲食　女子營養大學　280 元
14. 滋陰壯陽的飲食　王增著　220 元

・家庭醫學保健・電腦編號 30

1. 女性醫學大全　雨森良彥著　380 元
2. 初為人父育兒寶典　小瀧周曹著　220 元
3. 性活力強健法　相建華著　220 元
4. 30 歲以上的懷孕與生產　李芳黛編著　220 元
5. 舒適的女性更年期　野末悅子著　200 元
6. 夫妻前戲的技巧　笠井寬司著　200 元
7. 病理足穴按摩　金慧明著　220 元
8. 爸爸的更年期　河野孝旺著　200 元
9. 橡皮帶健康法　山田晶著　180 元
10. 三十三天健美減肥　相建華等著　180 元

11. 男性健美入門	孫玉祿編著	180 元
12. 強化肝臟秘訣	主婦の友社編	200 元
13. 了解藥物副作用	張果馨譯	200 元
14. 女性醫學小百科	松山榮吉著	200 元
15. 左轉健康法	龜田修等著	200 元
16. 實用天然藥物	鄭炳全編著	260 元
17. 神秘無痛平衡療法	林宗駛著	180 元
18. 膝蓋健康法	張果馨譯	180 元
19. 針灸治百病	葛書翰著	250 元
20. 異位性皮膚炎治癒法	吳秋嬌譯	220 元
21. 禿髮白髮預防與治療	陳炳崑編著	180 元
22. 埃及皇宮菜健康法	飯森薰著	200 元
23. 肝臟病安心治療	上野幸久著	220 元
24. 耳穴治百病	陳抗美等著	250 元
25. 高效果指壓法	五十嵐康彥著	200 元
26. 瘦水、胖水	鈴木園子著	200 元
27. 手針新療法	朱振華著	200 元
28. 香港腳預防與治療	劉小惠譯	200 元
29. 智慧飲食吃出健康	柯富陽編著	200 元
30. 牙齒保健法	廖玉山編著	200 元
31. 恢復元氣養生食	張果馨譯	200 元
32. 特效推拿按摩術	李玉田著	200 元
33. 一週一次健康法	若狹真著	200 元
34. 家常科學膳食	大塚滋著	220 元
35. 夫妻們關心的男性不孕	原利夫著	220 元
36. 自我瘦身美容	馬野詠子著	200 元
37. 魔法姿勢益健康	五十嵐康彥著	200 元
38. 眼病錘療法	馬栩周著	200 元
39. 預防骨質疏鬆症	藤田拓男著	200 元
40. 骨質增生效驗方	李吉茂編著	250 元
41. 蕺菜健康法	小林正夫著	200 元
42. 赧於啟齒的男性煩惱	增田豐著	220 元
43. 簡易自我健康檢查	稻葉允著	250 元
44. 實用花草健康法	友田純子著	200 元
45. 神奇的手掌療法	日比野喬著	230 元
46. 家庭式三大穴道療法	刑部忠和著	200 元
47. 子宮癌、卵巢癌	岡島弘幸著	220 元
48. 糖尿病機能性食品	劉雪卿編著	220 元
49. 奇蹟活現經脈美容法	林振輝編譯	200 元
50. Super SEX	秋好憲一著	220 元
51. 了解避孕丸	林玉佩譯	200 元

・超經營新智慧・電腦編號 31

1.	躍動的國家越南	林雅倩譯	250 元
2.	甦醒的小龍菲律賓	林雅倩譯	220 元
3.	中國的危機與商機	中江要介著	250 元
4.	在印度的成功智慧	山內利男著	220 元
5.	7-ELEVEN 大革命	村上豐道著	200 元
6.	業務員成功秘方	呂育清編著	200 元

・心 靈 雅 集・電腦編號 00

1.	禪言佛語看人生	松濤弘道著	180 元
2.	禪密教的奧秘	葉逯謙譯	120 元
3.	觀音大法力	田口日勝著	120 元
4.	觀音法力的大功德	田口日勝著	120 元
5.	達摩禪 106 智慧	劉華亭編譯	220 元
6.	有趣的佛教研究	葉逯謙編譯	170 元
7.	夢的開運法	蕭京凌譯	130 元
8.	禪學智慧	柯素娥編譯	130 元
9.	女性佛教入門	許俐萍譯	110 元
10.	佛像小百科	心靈雅集編譯組	130 元
11.	佛教小百科趣談	心靈雅集編譯組	120 元
12.	佛教小百科漫談	心靈雅集編譯組	150 元
13.	佛教知識小百科	心靈雅集編譯組	150 元
14.	佛學名言智慧	松濤弘道著	220 元
15.	釋迦名言智慧	松濤弘道著	220 元
16.	活人禪	平田精耕著	120 元
17.	坐禪入門	柯素娥編譯	150 元
18.	現代禪悟	柯素娥編譯	130 元
19.	道元禪師語錄	心靈雅集編譯組	130 元
20.	佛學經典指南	心靈雅集編譯組	130 元
21.	何謂「生」阿含經	心靈雅集編譯組	150 元
22.	一切皆空　般若心經	心靈雅集編譯組	180 元
23.	超越迷惘　法句經	心靈雅集編譯組	130 元
24.	開拓宇宙觀　華嚴經	心靈雅集編譯組	180 元
25.	真實之道　法華經	心靈雅集編譯組	130 元
26.	自由自在　涅槃經	心靈雅集編譯組	130 元
27.	沈默的教示　維摩經	心靈雅集編譯組	150 元
28.	開通心眼　佛語佛戒	心靈雅集編譯組	130 元
29.	揭秘寶庫　密教經典	心靈雅集編譯組	180 元
30.	坐禪與養生	廖松濤譯	110 元
31.	釋尊十戒	柯素娥編譯	120 元
32.	佛法與神通	劉欣如編著	120 元

33. 悟（正法眼藏的世界）	柯素娥編譯	120 元
34. 只管打坐	劉欣如編著	120 元
35. 喬答摩・佛陀傳	劉欣如編著	120 元
36. 唐玄奘留學記	劉欣如編著	120 元
37. 佛教的人生觀	劉欣如編譯	110 元
38. 無門關(上卷)	心靈雅集編譯組	150 元
39. 無門關(下卷)	心靈雅集編譯組	150 元
40. 業的思想	劉欣如編著	130 元
41. 佛法難學嗎	劉欣如著	140 元
42. 佛法實用嗎	劉欣如著	140 元
43. 佛法殊勝嗎	劉欣如著	140 元
44. 因果報應法則	李常傳編	180 元
45. 佛教醫學的奧秘	劉欣如編著	150 元
46. 紅塵絕唱	海　若著	130 元
47. 佛教生活風情	洪丕謨、姜玉珍著	220 元
48. 行住坐臥有佛法	劉欣如著	160 元
49. 起心動念是佛法	劉欣如著	160 元
50. 四字禪語	曹洞宗青年會	200 元
51. 妙法蓮華經	劉欣如編著	160 元
52. 根本佛教與大乘佛教	葉作森編	180 元
53. 大乘佛經	定方晟著	180 元
54. 須彌山與極樂世界	定方晟著	180 元
55. 阿闍世的悟道	定方晟著	180 元
56. 金剛經的生活智慧	劉欣如著	180 元
57. 佛教與儒教	劉欣如編譯	180 元
58. 佛教史入門	劉欣如編譯	180 元
59. 印度佛教思想史	劉欣如編譯	200 元
60. 佛教與女姓	劉欣如編譯	180 元
61. 禪與人生	洪丕謨主編	260 元

・經 營 管 理・電腦編號 01

◎ 創新經營管理六十六大計(精)	蔡弘文編	780 元
1. 如何獲取生意情報	蘇燕謀譯	110 元
2. 經濟常識問答	蘇燕謀譯	130 元
4. 台灣商戰風雲錄	陳中雄著	120 元
5. 推銷大王秘錄	原一平著	180 元
6. 新創意・賺大錢	王家成譯	90 元
7. 工廠管理新手法	琪　輝著	120 元
10. 美國實業 24 小時	柯順隆譯	80 元
11. 撼動人心的推銷法	原一平著	150 元
12. 高竿經營法	蔡弘文編	120 元
13. 如何掌握顧客	柯順隆譯	150 元
17. 一流的管理	蔡弘文編	150 元

18. 外國人看中韓經濟	劉華亭譯	150 元
20. 突破商場人際學	林振輝編著	90 元
22. 如何使女人打開錢包	林振輝編著	100 元
24. 小公司經營策略	王嘉誠著	160 元
25. 成功的會議技巧	鐘文訓編譯	100 元
26. 新時代老闆學	黃柏松編著	100 元
27. 如何創造商場智囊團	林振輝編譯	150 元
28. 十分鐘推銷術	林振輝編譯	180 元
29. 五分鐘育才	黃柏松編譯	100 元
33. 自我經濟學	廖松濤編譯	100 元
34. 一流的經營	陶田生編著	120 元
35. 女性職員管理術	王昭國編譯	120 元
36. ＩＢＭ的人事管理	鐘文訓編譯	150 元
37. 現代電腦常識	王昭國編譯	150 元
38. 電腦管理的危機	鐘文訓編譯	120 元
39. 如何發揮廣告效果	王昭國編譯	150 元
40. 最新管理技巧	王昭國編譯	150 元
41. 一流推銷術	廖松濤編譯	150 元
42. 包裝與促銷技巧	王昭國編譯	130 元
43. 企業王國指揮塔	松下幸之助著	120 元
44. 企業精銳兵團	松下幸之助著	120 元
45. 企業人事管理	松下幸之助著	100 元
46. 華僑經商致富術	廖松濤編譯	130 元
47. 豐田式銷售技巧	廖松濤編譯	180 元
48. 如何掌握銷售技巧	王昭國編著	130 元
50. 洞燭機先的經營	鐘文訓編譯	150 元
52. 新世紀的服務業	鐘文訓編譯	100 元
53. 成功的領導者	廖松濤編譯	120 元
54. 女推銷員成功術	李玉瓊編譯	130 元
55. ＩＢＭ人才培育術	鐘文訓編譯	100 元
56. 企業人自我突破法	黃琪輝編著	150 元
58. 財富開發術	蔡弘文編著	130 元
59. 成功的店舖設計	鐘文訓編著	150 元
61. 企管回春法	蔡弘文編著	130 元
62. 小企業經營指南	鐘文訓編譯	100 元
63. 商場致勝名言	鐘文訓編譯	150 元
64. 迎接商業新時代	廖松濤編譯	100 元
66. 新手股票投資入門	何朝乾編著	200 元
67. 上揚股與下跌股	何朝乾編譯	180 元
68. 股票速成學	何朝乾編譯	200 元
69. 理財與股票投資策略	黃俊豪編著	180 元
70. 黃金投資策略	黃俊豪編著	180 元
71. 厚黑管理學	廖松濤編譯	180 元
72. 股市致勝格言	呂梅莎編譯	180 元

73. 透視西武集團	林谷燁編譯	150 元
76. 巡迴行銷術	陳蒼杰譯	150 元
77. 推銷的魔術	王嘉誠譯	120 元
78. 60 秒指導部屬	周蓮芬編譯	150 元
79. 精銳女推銷員特訓	李玉瓊編譯	130 元
80. 企劃、提案、報告圖表的技巧	鄭汶譯	180 元
81. 海外不動產投資	許達守編譯	150 元
82. 八百伴的世界策略	李玉瓊譯	150 元
83. 服務業品質管理	吳宜芬譯	180 元
84. 零庫存銷售	黃東謙編譯	150 元
85. 三分鐘推銷管理	劉名揚編譯	150 元
86. 推銷大王奮鬥史	原一平著	150 元
87. 豐田汽車的生產管理	林谷燁編譯	150 元

・成 功 寶 庫・電腦編號 02

1. 上班族交際術	江森滋著	100 元
2. 拍馬屁訣竅	廖玉山編譯	110 元
4. 聽話的藝術	歐陽輝編譯	110 元
9. 求職轉業成功術	陳義編著	110 元
10. 上班族禮儀	廖玉山編著	120 元
11. 接近心理學	李玉瓊編著	100 元
12. 創造自信的新人生	廖松濤編著	120 元
15. 神奇瞬間瞑想法	廖松濤編譯	100 元
16. 人生成功之鑰	楊意苓編著	150 元
19. 給企業人的諍言	鐘文訓編著	120 元
20. 企業家自律訓練法	陳義編譯	100 元
21. 上班族妖怪學	廖松濤編著	100 元
22. 猶太人縱橫世界的奇蹟	孟佑政編著	110 元
25. 你是上班族中強者	嚴思圖編著	100 元
30. 成功頓悟 100 則	蕭京凌編譯	130 元
32. 知性幽默	李玉瓊編譯	130 元
33. 熟記對方絕招	黃靜香編譯	100 元
37. 察言觀色的技巧	劉華亭編著	180 元
38. 一流領導力	施義彥編譯	120 元
40. 30 秒鐘推銷術	廖松濤編譯	150 元
41. 猶太成功商法	周蓮芬編譯	120 元
42. 尖端時代行銷策略	陳蒼杰編著	100 元
43. 顧客管理學	廖松濤編著	100 元
44. 如何使對方說 Yes	程羲編著	150 元
47. 上班族口才學	楊鴻儒譯	120 元
48. 上班族新鮮人須知	程羲編著	120 元
49. 如何左右逢源	程羲編著	130 元
50. 語言的心理戰	多湖輝著	130 元

55. 性惡企業管理學	陳蒼杰譯	130 元
56. 自我啟發 200 招	楊鴻儒編著	150 元
57. 做個傑出女職員	劉名揚編著	130 元
58. 靈活的集團營運術	楊鴻儒編著	120 元
60. 個案研究活用法	楊鴻儒編著	130 元
61. 企業教育訓練遊戲	楊鴻儒編著	120 元
62. 管理者的智慧	程義編譯	130 元
63. 做個佼佼管理者	馬筱莉編譯	130 元
67. 活用禪學於企業	柯素娥編譯	130 元
69. 幽默詭辯術	廖玉山編譯	150 元
70. 拿破崙智慧箴言	柯素娥編譯	130 元
71. 自我培育・超越	蕭京凌編譯	150 元
74. 時間即一切	沈永嘉編譯	130 元
75. 自我脫胎換骨	柯素娥譯	150 元
76. 贏在起跑點 人才培育鐵則	楊鴻儒編譯	150 元
77. 做一枚活棋	李玉瓊編譯	130 元
78. 面試成功戰略	柯素娥編譯	130 元
81. 瞬間攻破心防法	廖玉山編譯	120 元
82. 改變一生的名言	李玉瓊編譯	130 元
83. 性格性向創前程	楊鴻儒編譯	130 元
84. 訪問行銷新竅門	廖玉山編譯	150 元
85. 無所不達的推銷話術	李玉瓊編譯	150 元

・處 世 智 慧・電腦編號 03

1. 如何改變你自己	陸明編譯	120 元
6. 靈感成功術	譚繼山編譯	80 元
8. 扭轉一生的五分鐘	黃柏松編譯	100 元
10. 現代人的詭計	林振輝譯	100 元
13. 口才必勝術	黃柏松編譯	120 元
14. 女性的智慧	譚繼山編譯	90 元
16. 人生的體驗	陸明編譯	80 元
18. 幽默吹牛術	金子登著	90 元
19. 攻心說服術	多湖輝著	100 元
24. 慧心良言	亦奇著	80 元
25. 名家慧語	蔡逸鴻主編	90 元
28. 如何發揮你的潛能	陸明編譯	90 元
29. 女人身態語言學	李常傳譯	130 元
30. 摸透女人心	張文志譯	90 元
32. 給女人的悄悄話	妮倩編譯	90 元
34. 如何開拓快樂人生	陸明編譯	90 元
36. 成功的捷徑	鐘文訓譯	70 元
37. 幽默逗笑術	林振輝著	120 元
38. 活用血型讀書法	陳炳崑譯	80 元

39. 心　燈	葉于模著	100 元
40. 當心受騙	林顯茂譯	90 元
41. 心・體・命運	蘇燕謀譯	70 元
43. 宮本武藏五輪書金言錄	宮本武藏著	100 元
47. 成熟的愛	林振輝譯	120 元
48. 現代女性駕馭術	蔡德華著	90 元
49. 禁忌遊戲	酒井潔著	90 元
52. 摸透男人心	劉華亭編譯	80 元
53. 如何達成願望	謝世輝著	90 元
54. 創造奇蹟的「想念法」	謝世輝著	90 元
55. 創造成功奇蹟	謝世輝著	90 元
57. 幻想與成功	廖松濤譯	80 元
58. 反派角色的啟示	廖松濤編譯	70 元
59. 現代女性須知	劉華亭編著	75 元
62. 如何突破內向	姜倩怡編譯	110 元
64. 讀心術入門	王家成編譯	100 元
65. 如何解除內心壓力	林美羽編著	110 元
66. 取信於人的技巧	多湖輝著	110 元
68. 自我能力的開拓	卓一凡編著	110 元
70. 縱橫交涉術	嚴思圖編著	90 元
71. 如何培養妳的魅力	劉文珊編著	90 元
75. 個性膽怯者的成功術	廖松濤編譯	100 元
76. 人性的光輝	文可式編著	90 元
79. 培養靈敏頭腦秘訣	廖玉山編著	90 元
80. 夜晚心理術	鄭秀美編譯	80 元
81. 如何做個成熟的女性	李玉瓊編著	80 元
82. 現代女性成功術	劉文珊編著	90 元
83. 成功說話技巧	梁惠珠編譯	100 元
84. 人生的真諦	鐘文訓編譯	100 元
85. 妳是人見人愛的女孩	廖松濤編著	120 元
87. 指尖・頭腦體操	蕭京凌編譯	90 元
88. 電話應對禮儀	蕭京凌編著	120 元
89. 自我表現的威力	廖松濤編譯	100 元
90. 名人名語啟示錄	喬家楓編著	100 元
91. 男與女的哲思	程鐘梅編譯	110 元
92. 靈思慧語	牧風著	110 元
93. 心靈夜語	牧風著	100 元
94. 激盪腦力訓練	廖松濤編譯	100 元
95. 三分鐘頭腦活性法	廖玉山編譯	110 元
96. 星期一的智慧	廖玉山編譯	100 元
97. 溝通說服術	賴文琇編譯	100 元

・健康與美容・電腦編號 04

3. 媚酒傳(中國王朝秘酒)	陸明主編	120 元
5. 中國回春健康術	蔡一藩著	100 元
6. 奇蹟的斷食療法	蘇燕謀譯	130 元
8. 健美食物法	陳炳崑譯	120 元
9. 驚異的漢方療法	唐龍編著	90 元
10. 不老強精食	唐龍編著	100 元
12. 五分鐘跳繩健身法	蘇明達譯	100 元
13. 睡眠健康法	王家成譯	80 元
14. 你就是名醫	張芳明譯	90 元
19. 釋迦長壽健康法	譚繼山譯	90 元
20. 腳部按摩健康法	譚繼山譯	120 元
21. 自律健康法	蘇明達譯	90 元
23. 身心保健座右銘	張仁福著	160 元
24. 腦中風家庭看護與運動治療	林振輝譯	100 元
25. 秘傳醫學人相術	成玉主編	120 元
26. 導引術入門(1)治療慢性病	成玉主編	110 元
27. 導引術入門(2)健康・美容	成玉主編	110 元
28. 導引術入門(3)身心健康法	成玉主編	110 元
29. 妙用靈藥・蘆薈	李常傳譯	150 元
30. 萬病回春百科	吳通華著	150 元
31. 初次懷孕的 10 個月	成玉編譯	130 元
32. 中國秘傳氣功治百病	陳炳崑編譯	130 元
35. 仙人長生不老學	陸明編譯	100 元
36. 釋迦秘傳米粒刺激法	鐘文訓譯	120 元
37. 痔・治療與預防	陸明編譯	130 元
38. 自我防身絕技	陳炳崑編譯	120 元
39. 運動不足時疲勞消除法	廖松濤譯	110 元
40. 三溫暖健康法	鐘文訓編譯	90 元
43. 維他命與健康	鐘文訓譯	150 元
45. 森林浴一綠的健康法	劉華亭編譯	80 元
47. 導引術入門(4)酒浴健康法	成玉主編	90 元
48. 導引術入門(5)不老回春法	成玉主編	90 元
49. 山白竹(劍竹)健康法	鐘文訓譯	90 元
50. 解救你的心臟	鐘文訓編譯	100 元
52. 超人氣功法	陸明編譯	110 元
54. 借力的奇蹟(1)	力拔山著	100 元
55. 借力的奇蹟(2)	力拔山著	100 元
56. 五分鐘小睡健康法	呂添發撰	120 元
59. 艾草健康法	張汝明編譯	90 元
60. 一分鐘健康診斷	蕭京凌編譯	90 元
61. 念術入門	黃靜香編譯	90 元

國家圖書館出版品預行編目資料

赧於啓齒的男性煩惱/增田豐著；楊鴻儒譯
——初版，——臺北市，大展，1998〔民87〕
面；21公分，——（家庭醫學保健；42）
ISBN 957-557-859-7（平裝）
1.性器官－疾病　2.性知識

415.81　　87010809

原　書　名：聞くに聞けない男の悩み
原著作者：© Yutaka Masuda 1996
原出版者：株式會社　ごま書房
版權仲介：宏儒企業有限公司

赧於啟齒的男性煩惱

ISBN 957-557-859-7

原著者/增　田　豐
編譯者/楊　鴻　儒
發行人/蔡　森　明
出版者/大展出版社有限公司
社　址/台北市北投區（石牌）致遠一路2段12巷1號
電　話/（02）28236031・28236033
傳　真/（02）28272069
郵政劃撥/0166955-1
登記證/局版臺業字第2171號
承印者/國順文具印刷行
裝　訂/嶸興裝訂有限公司
排版者/弘益電腦排版有限公司
電　話/（02）27403609・27112792
初版1刷/1998年（民87年）11月

定　價/220元

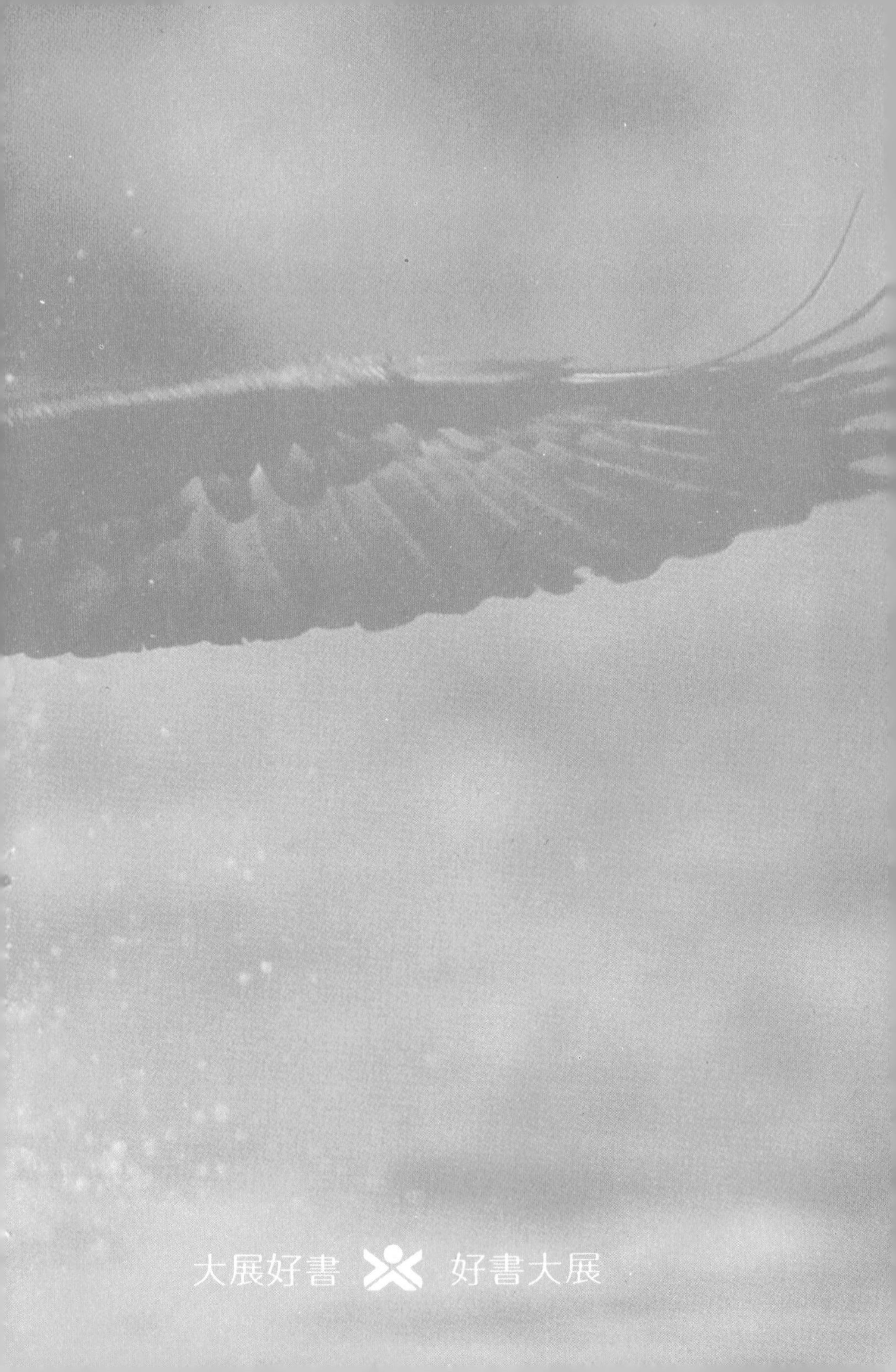
大展好書 好書大展

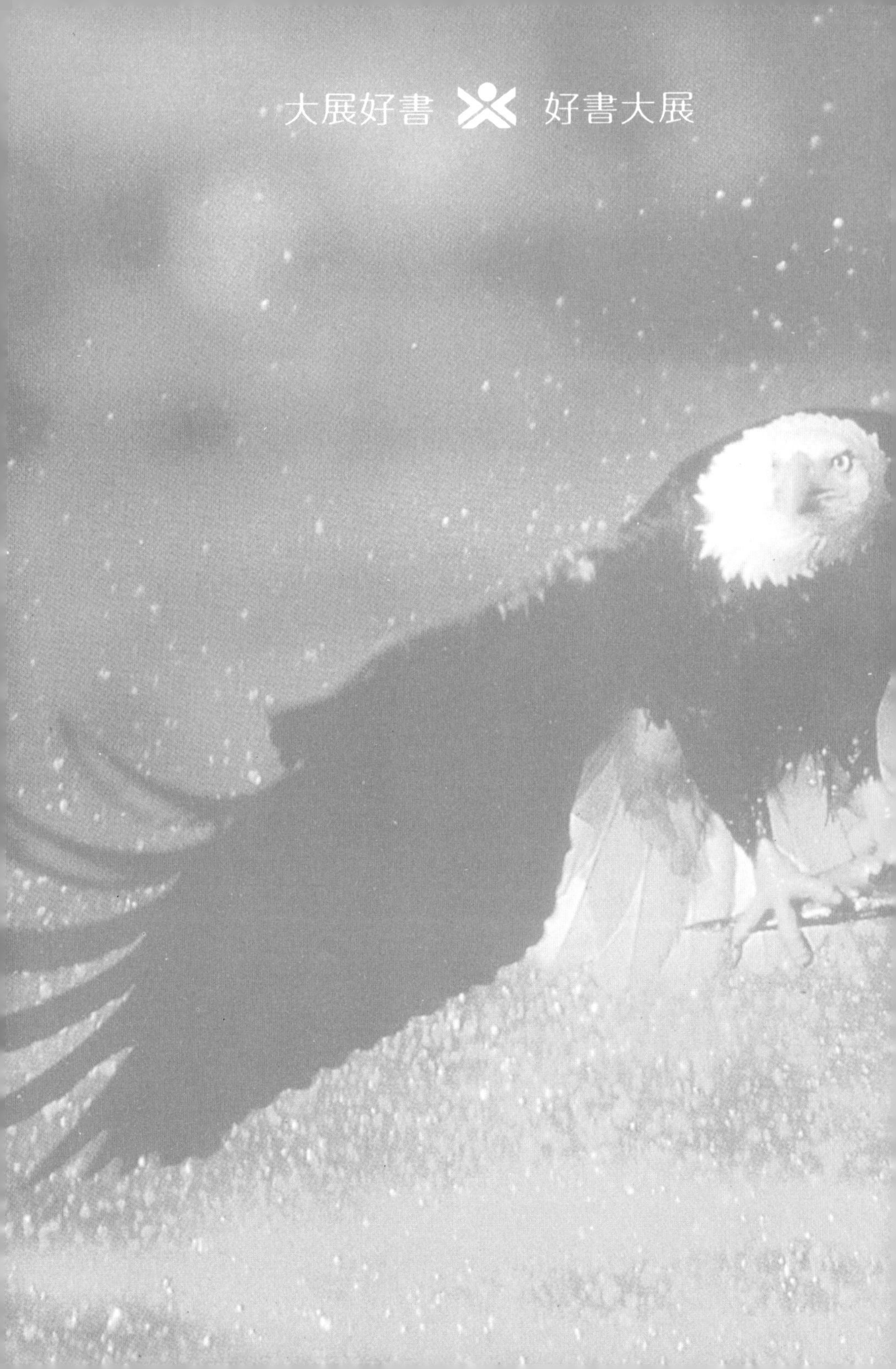
大展好書 好書大展